Muna A.Rahman Al-Maslamani

Melhorar a conformidade do pacote de cuidados com dispositivos de acesso vascular central

Muna A.Rahman Al-Maslamani

Melhorar a conformidade do pacote de cuidados com dispositivos de acesso vascular central

Sucesso do pacote de manutenção do CVAD

ScienciaScripts

Imprint

Cover image: www.ingimage.com

This book is a translation from the original published under ISBN 978-620-2-30840-3.

Publisher:
Sciencia Scripts
is a trademark of
Dodo Books Indian Ocean Ltd. and OmniScriptum S.R.L publishing group

120 High Road, East Finchley, London, N2 9ED, United Kingdom
Str. Armeneasca 28/1, office 1, Chisinau MD-2012, Republic of Moldova, Europe
Printed at: see last page
ISBN: 978-620-8-26230-3

Índice

Capítulo 1 6

Capítulo 2 12

Capítulo 3 25

Capítulo 4 40

Capítulo 5 55

Agradecimentos

Gostaria de expressar o meu sincero apreço e gratidão a todos aqueles que contribuíram para a realização deste trabalho. A realização desta tese não teria sido possível sem a ajuda de muitas pessoas que me deram a força e a determinação necessárias para ultrapassar este fastidioso percurso.

A este respeito, gostaria de agradecer ao Dr. Abdullatif Al-Khal, ao Dr. Samar Hashim, à Sra. Nisrin Zaghmoot e à Sra. Banan Al-Arab por terem sido uma fonte de encorajamento, proporcionando inspiração, motivação e assistência. Sem o seu generoso apoio, o trabalho não teria sido possível.

Um agradecimento especial ao Sr. Nayel Altarawneh, à Sra. Joanne Nader e à Sra. Mylene Freires pela sua assistência na análise dos dados e pela orientação e ajuda pormenorizadas em diferentes fases do projeto.

Um reconhecimento especial vai para o pessoal do Centro de Oncologia pelo seu apoio contínuo, especialmente o departamento de enfermagem.

Um agradecimento especial ao pessoal do RCSI pelo seu apoio e orientação contínuos, especialmente a John Lewis, Pauline Joyce e Dermot O'Flynn.

Os meus agradecimentos vão para a minha família, que tem sido extremamente solidária e paciente durante a doença da minha mãe; para as minhas amigas Dra. Hanadi AL-Hamad e Dra. Maha

Al-sulitten, por ter tornado esta viagem suportável e compensadora; e por último, mas não menos importante, os meus colegas do programa de mestrado.

Muna Almaslamani

Resumo

Objetivo: Este projeto visa reduzir a taxa de infecções da corrente sanguínea associadas à via central entre os doentes oncológicos/hematológicos do atual percentil 90th para o percentil 50th , através da implementação de um pacote de cuidados e manutenção do dispositivo de acesso vascular central para os doentes.

Fundamentação: A missão do Government Cancer Centre é proporcionar um tratamento compassivo, excelente e de vanguarda a doentes diagnosticados com doenças malignas e hematológicas. Os casos de Infecções da Corrente Sanguínea Associadas à Linha Central representam um problema prioritário de segurança dos doentes e a melhoria dos resultados através da melhoria da qualidade assegura a prevenção da mortalidade, morbilidade, redução da qualidade de vida e custos hospitalares desnecessários associados à infeção adquirida no hospital.

Processo de mudança: Este projeto baseia-se em métodos quantitativos e qualitativos, que estão integrados no modelo de mudança do Health Service Executive. O líder integrou ainda os passos de Kotter e o ciclo de Deming (Planear-Fazer-Estudar-Ação) para garantir o sucesso do processo de mudança e assegurar a sustentabilidade do projeto de melhoria da qualidade. As iniciativas de mudança consistiram na revisão das diretrizes existentes, na identificação da equipa do Dispositivo de Acesso Vascular Central, em práticas normalizadas de inserção e tratamento do Dispositivo de Acesso Vascular Central, na avaliação das competências do pessoal e na introdução de uma sessão de formação sobre o Dispositivo de Acesso Vascular Central para o pessoal.

Avaliação: O inquérito de satisfação do pessoal foi realizado através do Monkey Survey para avaliar os conhecimentos, a perceção e a educação do pessoal antes e depois da formação. Além disso, a avaliação foi efectuada através do ciclo Planear-Fazer-Estudar-Atuar, auditando o cumprimento do pacote de cuidados e manutenção do Dispositivo de Acesso Vascular Central, a taxa de cumprimento da higiene das mãos e as taxas de incidência de Infecções da Corrente Sanguínea Associadas à Linha Central antes e depois da implementação da mudança.

Resultados e conclusões: De um modo geral, os nossos resultados são satisfatórios, uma vez que se registou uma diminuição notável de ~48% no número de CLABSI de janeiro de 2014 a dezembro de 2014, em comparação com os dados de 2013. Embora os resultados do nosso estudo, em termos de redução da taxa de incidência de CLABSI do percentil 90 para o percentil 50 e de cumprimento das normas de referência do CDC-NHSN, tenham sido mistos, esperamos que os resultados do nosso estudo impulsionem as autoridades de saúde e as direcções dos hospitais no Qatar a resolver o problema nos próximos anos.

Lista de abreviaturas:

CVAD: Central Vascular Access Device
CLABSIs: Central Line Associate Blood Stream Infections
GCC: Government Cancer Center
JCI: Joint Commission International
IHI: International Healthcare Improvement
CDC: Center of Disease Control & Prevention
SCH: Supreme Council of Health
WHO: World Health Organization
HSE: Health Service Executive
HCWs: Health Care Workers
CEO: Chief Executive Officer
AED: Assistance Executive Director
MD: Medical Director
PDSA: Plan-Do-Study-Act
QI: Quality Improvement
EBP: Evidence-Based Practice
NHSN: National Healthcare Safety Network
CHGIS: Chlorhexidine Gluconate Impregnated Sponges
RCT: Randomized Controlled Trials
ABHR: Alcohol-Based Hand Rub
RCA: Root Cause Analysis

Capítulo 1

Introdução

1.1 Introdução

A inserção de um dispositivo de acesso vascular central (CVAD) é um procedimento frequente realizado em doentes com cancro. Um CVAD facilita o acesso a longo prazo para tratamentos sistémicos como a quimioterapia, a transfusão de sangue, o transplante de células estaminais hematopoiéticas, a infusão prolongada de medicamentos, a nutrição parentérica, a diálise e a obtenção de amostras de sangue (Freire et al., 2013; Ignatov et al., 2009). No entanto, os CVAD estão associados a complicações, sendo as mais comuns a trombose e a oclusão (Schulmeister, 2010) e a infeção da corrente sanguínea associada à linha central (CLABSI) (Phillips & Gorski, 2014). Por definição, CLABSI é "uma infeção da corrente sanguínea confirmada laboratorialmente em que a linha central ou o cateter umbilical foi colocado durante >2 dias de calendário na data do evento, sendo o dia da colocação do dispositivo o dia 1 e uma linha central ou cateter umbilical foi colocado no dia do evento ou no dia anterior" (National Healthcare Safety Network, 2015).

O Centro de Controlo e Prevenção de Doenças (CDC, 2015) estima que, anualmente, ocorram 30 100 casos de CLABSI em ambientes de cuidados agudos nos Estados Unidos. É uma das principais causas de infecções hospitalares, sendo responsável por 14% de todos os casos (Fraser & Gordon, 2011). Nos países desenvolvidos, a incidência de CLABSI varia entre 3,7% e 11,6% (The Joint Commission, 2012). Além disso, as CLABSI causam uma morbilidade significativa que leva a internamentos prolongados de até três semanas. O custo do tratamento e da gestão de um caso de CLABSI e das suas complicações situa-se entre 7 000 e 29 000 dólares (Allen-Bridson, 2014). Entretanto, a taxa de mortalidade é elevada, estimada em cerca de 12,3% dos casos no mundo desenvolvido e até 50% nos países em desenvolvimento (The Joint Commission, 2012). Um estudo num único centro das UCI de um hospital de nível terciário em Abu Dhabi, nos Emirados Árabes Unidos, revelou uma média de 2,99 casos (Reddy et al., 2014). No Hospital Al-Amal, no Qatar, foram registados 39 casos de CLABSI num período de vigilância de 3 anos em doentes com neoplasias malignas hematológicas, 4 dos quais morreram (Yassin et al., 2011).

O risco de CLABSI está relacionado com a natureza invasiva da inserção e utilização de CVAD, bem como com a sua utilização a longo prazo (Han, Liang & Marschall, 2010). Entre os doentes oncológicos, em particular, a imunossupressão decorrente da própria doença, como no caso das neoplasias hematológicas, o efeito secundário da quimioterapia e as condições de co-morbilidade aumentam ainda mais o risco (Lyman, 2008; Wolff et al., 2005). A imunossupressão também pode ser deliberadamente induzida em doentes com cancro que devem ser submetidos a transplante de medula óssea ou de órgãos sólidos (Chinen & Buckley, 2011; Finn, 2012; Mollee et al., 2011).

Por conseguinte, as CLABSI são evitáveis, com estudos que demonstram que 50% a 70% dos casos poderiam ser evitados se fossem efectuadas melhorias nas práticas clínicas (The Joint Commission, 2012; Lipitz-Snyderman et al., 2011; Pronovost et al., 2010: Reddy et al., 2014). Podem ser utilizados processos e quadros de melhoria da qualidade (QI) baseados em provas para orientar o processo de adoção de novas diretrizes clínicas e manter o cumprimento por parte do pessoal, conduzindo a reduções significativas e sustentadas das taxas de CLABSI. Descreve-se aqui a experiência de um centro oncológico no Qatar na implementação de mudanças práticas destinadas a diminuir as CLABSIs adquiridas no hospital, particularmente em doentes com cancro e doenças hematológicas como a leucemia.

Este projeto de iniciativa de mudança foi uma oportunidade para o autor adquirir uma visão aprofundada da dinâmica e da resistência que ocorrem durante o processo de mudança. Neste capítulo, o autor descreve a natureza da mudança, o contexto organizacional, a razão de ser deste projeto, enumera as metas e os objectivos do projeto e termina com um resumo.

1.2 Contexto organizacional

O Government Cancer Centre (GCC) é um hospital de especialidade que presta serviços de oncologia, hematologia, radiologia, oncologia por radiação e medicina nuclear, entre outros, a pacientes adultos. Emprega 600 funcionários, 53% dos quais são enfermeiros. O Centro presta cuidados a uma média de 63 doentes por dia. A maioria, ou seja, 57%, vem para a oncologia por radiação e os restantes para quimioterapia, transfusão de sangue e outros serviços (quadros 1 e 2).

Speciality	NO. Of Staff
Total number of staff	600
Oncology /Haematology physicians	30
Radiation oncology physicians	3
Anaesthesiologists	3
Total number of Nurses	320 of which 257 are RNs

Quadro 1. Número de funcionários do centro oncológico público

Areas	Average Number of patients / day
Radiation Oncology	36
Chemotherapy Day Care	27 (43% for chemotherapy) (10% for blood transfusion) (47% others)

Tabela 2. Número médio de doentes atendidos por dia em diferentes áreas do Centro Oncológico do Governo

Quase todos estes doentes têm CVADs instalados. Em 2012, a incidência de CLABSI no Cancer Centre foi de 22, com uma taxa de CLABSI de 7 por 1.000 dias de cateteres centrais, um valor inferior à taxa de referência de 1,4 definida pelo NHSN. Cinco doentes já morreram de causas relacionadas com CLABSI (Figura 1). As medidas de desempenho actuais também colocam a instituição no percentil 90th em termos de desempenho, enquanto o valor mínimo de referência se situa no percentil 50th .

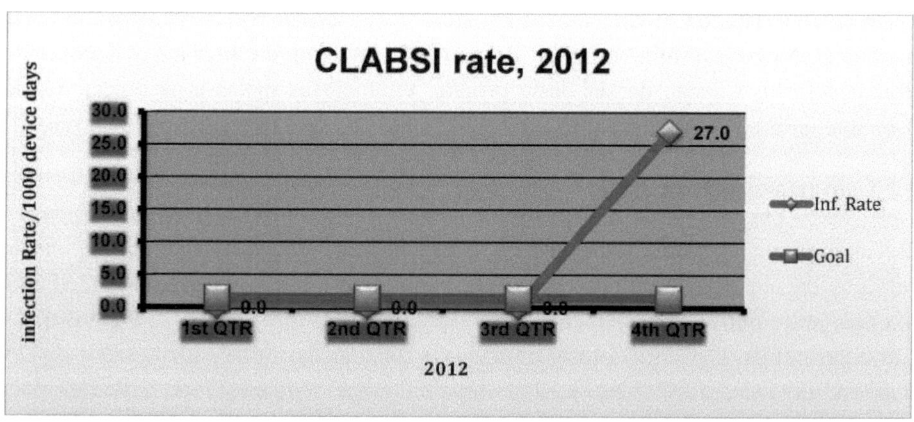

Figura 1. Taxas de incidência de CLABSI em 2012 no Government Cancer Center

Existe uma pressão internacional e local para melhorar o desempenho e os resultados dos doentes em relação às CLABSI, uma vez que o Qatar subscreveu o desafio global de segurança dos doentes da Organização Mundial de Saúde, conhecido como Clean Care is Safer Care (OMS, 2008). O Qatar e outros países do Médio Oriente também se comprometeram a abordar as CLABSIs e outras infecções adquiridas em hospitais no

Primeiro Desafio Global de Segurança do Doente em 2008. A melhoria da prática clínica através da instituição de uma mudança nas diretrizes foi tentada várias vezes no passado, mas não teve grande sucesso. A adesão foi baixa, uma vez que muitos dos funcionários desempenhavam as suas tarefas da forma que preferiam e, por conseguinte, resistiram a diretrizes ou protocolos destinados à implementação de práticas baseadas em provas (EBP) que normalizassem a prática clínica.

Existem também barreiras adicionais, incluindo uma educação, formação e experiência inadequadas do pessoal, que contribuem para a falta de competência. A nível organizacional, a ausência de uma liderança forte e eficaz em matéria de mudança, a falta de uma cultura de segurança e a insuficiência de recursos impedem o êxito da prevenção de CLABSI. Além disso, existe uma escassez de pessoal de enfermagem e variabilidade na combinação de competências, pelo que a implementação do projeto terá certamente impacto nas cargas de trabalho actuais, uma decisão que pode afetar negativamente os cuidados e os resultados para os doentes. Como tal, a questão das CLABSI é uma questão clínica complexa e os obstáculos só podem ser ultrapassados através de uma estratégia multifacetada que aborde os obstáculos a nível da organização, da unidade e do doente.

1.3 Justificação

A missão do GCC é proporcionar um tratamento compassivo, de excelência e de vanguarda a doentes diagnosticados com doenças malignas e hematológicas. O Centro cumpre este objetivo através de cuidados multidisciplinares que englobam serviços médicos, de enfermagem, psicossociais, de reabilitação e paliativos. A investigação, a formação do pessoal e a melhoria da qualidade são igualmente objeto de grande atenção. Os casos de CLABSI representam um problema prioritário de segurança dos doentes e a melhoria dos resultados através da melhoria da qualidade assegura a prevenção da mortalidade, da morbilidade, da redução da qualidade de vida e dos custos hospitalares desnecessários associados à infeção adquirida no hospital. A abordagem da CLABSI também representa a aplicação de práticas baseadas em provas, garantindo uma prevenção eficaz e uma maior satisfação dos doentes com os cuidados prestados, o que permitiria à organização cumprir as normas actuais estabelecidas pelo CDC através do NHSN (O'Grady et al., 2011).

1.4 Finalidade e objectivos

1.4.1 Objetivo

O objetivo é reduzir a taxa CLABSI entre os doentes de oncologia/hematologia do atual percentil 90th para o percentil 50th até 31 de março de 2015, através da aplicação das normas NHSN.

1.4.2 Objectivos

1. Rever a atual diretriz de prática clínica do CVAD e instituir modificações para garantir que está 100% em conformidade com as normas do CDC-NHSN até 30 de novembro de 2014.
2. Assegurar que todo o pessoal de enfermagem de hematologia cumpra em 90% os requisitos de

   Elementos do pacote de cuidados e manutenção do CVAD até 31st março de 2015.
3. Até 31 de^{st} março de 2015, reduzir a taxa de incidência de CLABSI do percentil 90% para o percentil 50% através da vigilância e da avaliação comparativa utilizando as normas CDC-NHSN.
4. Até 31 de^{st} março de 2015, 50% do pessoal de enfermagem de hematologia terá concluído as sessões de formação e educação sobre o pacote de cuidados e manutenção do CVAD.
5. Até 30 de^{th} de março de 2015, 25% ou mais dos enfermeiros de hematologia atingiram, no mínimo, um grau de satisfação de 60% após a sessão de formação e educação.
6. Até 31st de março de 2015, melhorar a taxa de cumprimento da higiene das mãos até 60% entre o pessoal de hematologia/oncologia, seguindo a implementação da estratégia de melhoria multimodal da OMS para a implementação da higiene das mãos.

As metas e os objectivos correspondem às mudanças desejadas na prática clínica e serão implementados utilizando o quadro do Health and Safety Executive. A aplicação do quadro requer uma avaliação da prática atual através das melhores práticas e o teste das alterações propostas em pequena escala, utilizando o ciclo Planear-Fazer-Estudar-Agir (PDSA) (Fakih et al., 2013; HSE, 2009).

1.5 Papel do estudante

Como presidente da comissão de controlo de infecções e médico responsável pelas doenças infecciosas no Centro Oncológico, o autor assumirá o papel de líder do projeto. No entanto, o planeamento, a implementação e a avaliação do projeto são um esforço multidisciplinar através da formação de uma equipa CVAD composta pelo presidente da comissão de controlo de infecções, profissionais de controlo de infecções, enfermeiros educadores, médicos hematologistas, diretor de enfermagem e médicos de doenças infecciosas. O meu papel consiste em desenvolver a equipa, acompanhar semanalmente os resultados do projeto com a equipa, identificar e reunir os recursos necessários, assegurar o apoio da direção e resolver os constrangimentos que surjam durante o projeto. Além disso, serão realizadas reuniões mensais para analisar e monitorizar os resultados, tomar decisões sobre as alterações necessárias e abordar todas as questões que suscitem preocupação ou resistência contínua à mudança.

A implementação do projeto no contexto de uma equipa permite a diversidade de opiniões, a criação de consensos, a colaboração e a responsabilização partilhada, de modo a que sejam tomadas decisões informadas no decurso do projeto (Al-Sawai, 2013; Douma, 2009).

1.6 Resumo e conclusão

O GCC, um hospital de especialidade localizado no estado do Qatar, oferece uma vasta gama de serviços para doentes de Oncologia/Hematologia. Sendo um procedimento comum realizado em doentes com cancro, o CVAD facilita o acesso a longo prazo a tratamentos sistémicos como a quimioterapia, a transfusão de sangue, a infusão prolongada de medicamentos, a nutrição parentérica, a diálise e a colheita de amostras de sangue (Freire et al., 2013; Ignatov et al., 2009). Além disso, as taxas de incidência de CLABSI, como uma das complicações adversas da CVAD, no GCC no Qatar são alarmantemente elevadas. Embora as tentativas anteriores de retificar os problemas de CLABSI no GCC tenham sido largamente infrutíferas, os autores propõem que se volte a analisar o problema e que se proponham alterações através da revisão das práticas actuais e das competências do pessoal em matéria de CVAD, do desenvolvimento de uma equipa central de CVAD, da revisão das diretrizes existentes em matéria de CVAD, da revisão dos formulários de avaliação de competências existentes, da formação dos enfermeiros e do pessoal de saúde e da implementação de elementos do pacote de cuidados e manutenção de CVAD.

É uma oportunidade para o Cancer Centre participar neste projeto de gestão da mudança, que visa diminuir as actuais taxas CLABSI para o percentil 50th . O projeto é uma colaboração multidisciplinar e inclui a educação e a formação do pessoal, bem como a garantia do cumprimento das diretrizes. No Capítulo 2, o autor fará uma revisão da literatura em busca de provas que tenham implicações para este projeto.

Capítulo 2

Revisão da literatura

2.1 Introdução

Foi realizada uma revisão da literatura com o objetivo de obter conhecimentos de base sobre conceitos relevantes para o projeto. Estes conceitos incluem a prevenção ou redução de CLABSI, a vigilância de CLABSI, a melhoria da qualidade, a educação ou formação sobre cuidados e manutenção de CVAD e a tradução para a prática de diretrizes de prevenção baseadas em provas. A literatura sobre prevenção diz respeito a estudos centrados na eficácia e noutros atributos de intervenções simples e complexas desenvolvidas para evitar a ocorrência e, consequentemente, reduzir a taxa de CLABSI (The Joint Commission, 2012). A literatura sobre este conceito incluirá os estudos realizados em contextos oncológicos. A literatura sobre prevenção também inclui diretrizes que contêm recomendações baseadas em provas de investigação. Por outro lado, a investigação sobre vigilância fornece informações sobre a forma como as CLABSI são definidas, detectadas, documentadas e comunicadas (Worth& McLaws, 2012). Entretanto, os estudos sobre educação e formação informam as decisões sobre o desenvolvimento de currículos ou cursos eficazes e as estratégias de aprendizagem preferidas do pessoal da linha da frente (Bastable et al., 2011).

Os estudos sobre a melhoria da qualidade dizem respeito a estratégias, princípios ou métodos que permitem uma abordagem sistemática e orientada por dados para melhorar os resultados e os processos clínicos (Conner, 2014). Um exemplo é a utilização do ciclo Planear-Fazer-Estudar-Agir (PDSA) (Fakih et al., 2013; HSE, 2009). Por outro lado, a tradução da prevenção baseada em evidências para a prática implica a avaliação crítica das evidências e a sua integração com os conhecimentos clínicos, bem como os valores e preferências dos pacientes, resultando numa mudança de prática (Stevens, 2013). Um método de tradução é a utilização de listas de controlo e ferramentas de medição. Por último, a literatura sobre o processo de mudança fornece informações sobre estratégias para uma gestão bem-sucedida da mudança, uma vez que as modificações nas formas de pensar e fazer devem ser adoptadas pelos indivíduos para se tornarem a nova norma (Pierson et al., 2012). Por conseguinte, uma gestão da mudança bem sucedida optimiza tanto a melhoria da qualidade como a prática baseada na evidência.

2.2 Estratégia de pesquisa

Para determinar o que se sabe sobre cada um dos conceitos acima identificados, foi efectuada uma pesquisa para localizar e recuperar estudos pertinentes realizados em contextos de cuidados agudos e em doentes adultos, publicados de 2009 até ao presente em língua inglesa. Foram efectuadas pesquisas nas seguintes bases de dados: PubMed Central, Science Diret, Medline, Ovid e CINAHL, porque contêm o maior número de literatura médica e de enfermagem primária e revista pelos pares, bem como revisões sistemáticas e diretrizes. Os diferentes termos de pesquisa utilizados em combinação estão resumidos na Tabela 3.

Concept	Search Terms Used
CLABSI prevention or reduction	CLABSI, prevention, reduction, CVAD, care, maintenance, guidelines, bundle
CLABSI surveillance	CLABSI, surveillance, detection, definition, documentation, reporting
Quality improvement	Quality, improvement, CLABSI prevention, reduction
Translating evidence into practice	Translation, evidence-based, practice, CLABSI prevention, reduction
CVAD care and maintenance education or training	CVAD, care, maintenance, guideline, education, training

Tabela 3. Termos de pesquisa

2.3 Análise dos temas

A revisão da literatura produziu vários temas relacionados com os conceitos de prevenção ou redução de CLABSI, vigilância, QI, feixe de CVAD, educação e diretrizes baseadas em provas.

2.3.1 Orientações e práticas de prevenção baseadas em provas

2.3.1.1 Penso CVAD.

Recomenda-se a utilização de esponjas impregnadas com gluconato de clorexidina (CHGIS) e a frequência da mudança de pensos. Dois grandes ensaios multicêntricos controlados aleatoriamente (RCTs) compararam o CHGIS com o penso convencional (Timsit et al., 2009; Timsit et al., 2012). Ambos os ensaios mostraram reduções significativas em infecções relacionadas a cateteres em 0,6 e 0,7 por 1.000 dias de cateter, respetivamente, com o uso de CHGIS em comparação com 1,4 e 2,1 por 1.000 dias de cateter, respetivamente, com o uso de curativo convencional. Além disso, Timsin et al. (2009) descobriram que as trocas de curativos a cada 7 dias para curativos não sujos resultaram em taxas de colonização semelhantes às dos curativos de 3 dias, apoiando a segurança comparável de trocas menos frequentes. Um estudo de vigilância de um único centro realizado por Scheithauer et al. (2014) fez eco dos resultados do RCT quando observaram uma taxa de CLABSI de 1,51 por 1000 dias de cateter para utilizadores de CHGIS em comparação com 5,87 por 1000 dias de cateter no grupo de controlo. No entanto, os autores salientam a consideração dos efeitos adversos do CHGIS na pele e as questões práticas que impedem a sua utilização, como a hemorragia no local de inserção. Além disso, uma meta-análise de 9 ECRs concluiu que o CHGIS foi eficaz na redução da prevalência de CLABSI e na prevenção da colonização do cateter em pacientes de alto risco com poucos efeitos adversos (Safdar et al., 2014).

Numa perspetiva comparativa, a diretriz do CDC apoia a utilização de gaze estéril ou pensos semipermeáveis e transparentes estéreis com base em provas de categoria IA (O'Grady et al., 2011). A diretriz apenas recomenda a utilização de CHGIS em situações em que não se verificam reduções na taxa de CLABSI apesar do cumprimento de intervenções de prevenção básicas, incluindo formação e educação do pessoal, antissepsia da pele com clorexidina e utilização de barreiras estéreis máximas durante a colocação do CVAD. A base para a utilização do CHGIS é a evidência da categoria 1B.

O estudo de Scheithauer et al. (2014) utilizou este raciocínio quando investigou a eficácia do CHGIS. Além disso, a diretriz do CDC apoia mudanças de 7 dias para pensos transparentes e mudanças de 2 dias para pensos de gaze (O'Grady et al., 2011). Um possível obstáculo à utilização do CHGIS é o custo. No entanto, um estudo de impacto económico realizado por Ye et al. (2011) com base num modelo derivado de dois ensaios aleatórios randomizados demonstrou que a utilização sistemática de CHGIS na prevenção de CLABSI em ambientes de UCI pode resultar numa poupança líquida de 895 000 dólares por ano. Globalmente, estes resultados apoiam fortemente a nossa recomendação de utilização do CHGIS no Centro de Oncologia do Qatar.

2.3.1.2 Higiene das mãos.

Barrera et al. (2011) realizaram um estudo de coorte em 6 UCI para investigar o impacto da higiene das mãos utilizando um produto para esfregar as mãos à base de álcool (ABHR) como única intervenção na infeção adquirida no hospital (IACS) nas UCI. Um aumento no volume de ABHR consumido foi associado a uma redução na incidência de CLABSI de 7,7/1.000 na linha de base para -12,7%. Entretanto, Johnson et al. (2014) utilizaram uma abordagem multifacetada que consistia na educação do pessoal, na disponibilidade de desinfectantes para as mãos, na responsabilização do pessoal e em modificações na cultura organizacional, uma vez que estes eram os problemas que contribuíam para uma adesão insuficiente. A adesão do pessoal, verificada por observadores treinados, foi correlacionada com as taxas de CLABSI, com resultados que mostram que, à medida que a adesão aumentou de 58% para 98%, as taxas de CLABSI desceram de 4,08 para 0,42 por 1000 dias de cateter. A utilização de ABHR antes e depois da manipulação do local de inserção do cateter ou do CVAD é apoiada pela diretriz do CDC (O'Grady et al., 2011). Com base nestes resultados e nas diretrizes do CDC, propomos educar o pessoal do Centro de Oncologia do Qatar sobre a higiene das mãos e implementar a utilização de ABHR durante o processo de gestão da mudança.

2.3.1.3 Revisão diária da necessidade de CVAD.

Weeks et al. (2014) instituíram uma política para determinar se uma linha é necessária numa base diária, tendo removido as linhas desnecessárias, o que resultou num declínio de 4% nos dias de cateteres CVAD. Um estudo semelhante realizado por Royer (2010) examinou a taxa de CLABSI como resultado clínico e utilizou uma equipa CVAD dedicada e a formação do pessoal, para além de revisões diárias da necessidade de cateteres. O estudo concluiu que a taxa de CLABSI desceu para zero (Royer, 2010).

2.3.2 Utilização de intervenções agrupadas

Existe consenso na literatura de que são necessárias intervenções multifacetadas para abordar a natureza complexa das CLABSI. Numa população de UCI, a utilização do pacote do Institute for Healthcare Improvement (IHI) resultou numa redução de CLABSI de 6,4 para 1,6 por 1 000 dias de cateter (Mara et al., 2010). O uso de um pacote na redução de CLABSI também foi observado em ambientes não-UTI, embora tenha sido combinado com a educação e o envolvimento do pessoal, boa liderança, avaliação de competências, feedback periódico e auditorias (Dumyati et al., 2014). Klintworth et al. (2014) também utilizaram intervenções agrupadas que foram combinadas de forma semelhante com outras intervenções, nomeadamente a formação de um comité de prevenção multidisciplinar, a atribuição adequada de recursos, o feedback baseado na vigilância e a educação do pessoal. Os resultados também levaram a uma menor incidência de CLABSI. Uma revisão sistemática de estudos sobre cuidados com cateteres venosos centrais em doentes oncológicos apoia ainda mais a utilização de intervenções agrupadas na prevenção de CLABSI (Schiffer et al., 2013). Além disso, esta estratégia terá um excelente impacto no Centro Oncológico do Estado do Qatar.

2.3.3 Novas intervenções para além do pacote

As taxas de CLABSI podem continuar a ser inaceitáveis apesar da implementação de cuidados agrupados, o que leva à adição de novas intervenções, tais como tampas desinfectantes à base de álcool e protectores de porta. Merrill et al. (2014) e Wright et al. (2013) descobriram que a utilização de tampas desinfectantes à base de álcool em conjunto com intervenções agrupadas gerou uma redução de >40% na taxa de CLABSI e um declínio para uma taxa de 0,69 de 1,43 por 1 000 dias de cateter, respetivamente. No único estudo realizado num contexto oncológico, Sweet et al. (2012) descobriram que os protectores de porta à base de álcool ajudaram a instituição a atingir uma taxa de 0,3 por 1 000 dias de cateter, em comparação com 2,3. Uma vez que o custo é novamente uma questão importante com a introdução de tampas desinfectantes, foi também realizada uma análise económica semelhante à de Ye et al. (2011). Os autores estimaram uma poupança de quase 300 000 dólares por hospital e por ano (Sweet et al., 2012). No entanto, os custos podem ser diferentes noutros países.

Entretanto, Tsai et al. (2014) investigaram o efeito da terapia de bloqueio antimicrobiano na taxa de CLABSI, e Rutkoff (2014) centrou-se na utilização de um cateter central antimicrobiano de inserção periférica e no seu impacto no mesmo resultado. A terapia de bloqueio antimicrobiano foi associada a uma taxa de sucesso de 58,6% e a uma redução da taxa de CLABSI, com o estudo de Rutkoff (2014) a registar também uma taxa mais baixa após a intervenção. Popovich et al. (2010), Kaki & Cheng (2012) e Dixon & Carver (2010) utilizaram outra intervenção adjuvante - a limpeza diária da pele ou o banho com panos CHG. Na UCIP, foram registadas melhorias na incidência de CLABSI (Dixon & Carver, 2010). No entanto, na UCI, os banhos diários com CHG foram associados a uma redução da taxa de contaminação das hemoculturas e do risco de colonização, mas não de infeção efectiva (Kaki & Cheng, 2012; Popovich et al., 2010). Estes resultados mistos impedem recomendações definitivas sobre esta intervenção.

2.3.4 Conformidade com as diretrizes

O cumprimento das diretrizes é necessário para melhorar o controlo das infecções. A publicação de uma diretriz abrangente que contenha recomendações baseadas em provas para todos os aspectos dos cuidados e manutenção do CVAD num manual conciso que facilite o cumprimento é um excelente recurso para os hospitais (Marschall et al., 2014). Em termos de resultados, Hsu et al. (2014) e Zachariah et al. (2014) estudaram o impacto da conformidade auto-relatada do pessoal com diretrizes e práticas baseadas em evidências nas taxas de CLABSI numa UCI de adultos e numa

UCI neonatal, respetivamente. Embora Hsu et al. (2014) tenham constatado que a adesão à prática de evitar a artéria femoral e a remoção do CVAD era baixa, estas práticas foram consideradas preditores independentes de CLABSI, o que exigiu uma educação direcionada para estas duas práticas. Por outro lado, Zachariah et al. (2014) descobriram que uma taxa de conformidade de auto-relato de ≥95% estava associada a taxas mais baixas de CLABSI.

Entretanto, Gonzales et al. (2013) verificaram que a monitorização da conformidade era baixa nas UCI, mas, quando efectuada, a incidência de CLABSI tem vindo a diminuir em resultado de uma vigilância mais rigorosa. A conformidade foi maior com as revisões diárias da necessidade do CVAD e com a avaliação do local de inserção quanto a sinais de infeção. Os dados também mostram que, em 42 hospitais e após o ajuste para o possível efeito de outras variáveis, a maior redução de CLABSI ocorreu em UTIs que tinham mecanismos para monitorar o cumprimento das diretrizes.

Além disso, um estudo que utilizou 250 hospitais NHSN como amostra mostrou que eram necessários três elementos para que as taxas de CLABSI diminuíssem significativamente - uma política escrita, monitorização da conformidade e uma taxa de conformidade ≥95% (Karki & Cheng, 2012). Furuya et al. (2011) validam que a magnitude da redução da taxa de CLABSI está correlacionada com a adesão do hospital às diretrizes. Por exemplo, Jeong et al. (2013) descobriram que a utilização de um pacote de cuidados não teve impacto na taxa de CLABSI numa UCI de adultos, mas a adesão foi subóptima em 37,1%, embora tenha sido um aumento significativo em relação à adesão nula na linha de base. Apenas um estudo mostrou uma falta de correlação entre a adesão de todo o hospital às diretrizes de cuidados com curativos e locais e as taxas de CLABSI (Rupp et al., 2013). No entanto, a revisão sistemática de Flodgren et al. (2013) determinou que a maioria dos estudos sobre intervenções para melhorar a adesão às diretrizes era de baixa qualidade, de modo que não há evidências suficientes para apoiar qualquer prática. As intervenções promissoras para investigação futura incluem a formação do pessoal com múltiplos elementos activos administrados periodicamente para manter a competência.

2.3.5 Vigilância

2.3.5.1 O papel da vigilância.

Gonzales et al. (2013) e Hansen et al. (2014) observam que a vigilância como uma intervenção passiva levou a taxas mais baixas de CLABSI, mas não foi suficiente para efetuar a magnitude da redução que permitiu que as instalações envolvidas cumprissem os padrões de referência. Jackson & Cooper (2012) estudaram o efeito de um programa de vigilância implementado em conjunto com um programa de prevenção de CLABSI. O papel da vigilância foi clarificado como um mecanismo para monitorizar se a prevenção está a gerar os resultados desejados e como dados de inteligência para identificar áreas de fraqueza que requerem investigação. Os aspectos da vigilância incluíram a criação de consensos sobre a definição de bacteriemia, os testes e as amostras a utilizar, a frequência das verificações, os aspectos dos cuidados ou do CVAD a verificar, os tipos de dispositivos e unidades a incluir e quem irá efetuar a vigilância e a investigação. Três anos após a implementação do programa de vigilância, registou-se zero CLABSI durante um ano.

2.3.5.2 Exatidão da vigilância.

A literatura também salienta a necessidade de definir e classificar com exatidão as CLABSI (Ballam, Ilboudo& Olson-Burgess, 2013). Por outro lado, Lukenbill et al. (2013) centraram-se na atual definição de CLABSI do NHSN, uma vez que esta tem influência na classificação dos casos e na incidência subsequente. Os autores afirmaram que os estreptococos Viridans, as Enterobacteriaceae, os Enterococcus e as espécies de Candida deveriam ser excluídos da definição, uma vez que não estão primariamente associados à própria DAVC, mas sim a uma complicação secundária decorrente de quebras nas barreiras mucosas e da neutropenia. A isenção destes microrganismos resultou numa identificação mais precisa dos casos de CLABSI entre os doentes de oncologia/hematologia. Thompson et al. (2013) estudaram de forma semelhante se a CLABSI era classificada com exatidão com base nos dados comunicados ao NHSN e não encontraram provas de erros de classificação extensos.

2.3.6 Formação do pessoal

2.3.6.1 Estratégias de ensino/aprendizagem.

A educação do pessoal é também uma intervenção única ou adjuvante estudada na literatura, com várias estratégias de ensino ou aprendizagem utilizadas. Hansen et al. (2014) investigaram a eficácia de um programa educativo centralizado em 32 UCI e concluíram que este levou a um declínio de 1,1% na incidência de CLABSI numa situação em que as tendências anteriores mostravam que a incidência já estava a diminuir. Este fenómeno foi atribuído à utilização da vigilância ativa que sensibilizou o pessoal para a questão, mas não foi suficiente para reduzir a incidência abaixo da média nacional. A intervenção consistiu em políticas escritas e na formação sobre os diferentes elementos do pacote de cuidados. A formação assumiu a forma de palestras normalizadas com apresentações em PowerPoint desenvolvidas por uma agência nacional e ministradas por pessoal formado em controlo de infecções. Os efeitos positivos da educação do pessoal sobre os pacotes de prevenção estendem-se às unidades não-UTI, com uma redução da duração do cateter de 8,2 para 5,7 dias, reduzindo assim o risco de CLABSI (Faruqi et al., 2012).

Hebbar et al. (2015) foram mais específicos e empregaram uma estratégia de ensino diferente como uma intervenção adjunta. Os autores se concentraram na troca de curativos e na manutenção do CVAD, que eram áreas em que a adesão da equipe era menor, e ofereceram treinamento por meio de simulações rápidas à beira do leito e treinamentos periódicos de atualização. Quando comparada ao processo de treinamento tradicional, a simulação resultou em uma incidência de CLABSI de 0,6/1.000, em vez de 1,9. Scholtz et al. (2013) empregaram a simulação, mas em um programa mais intensivo, para melhorar o conhecimento e a prática da equipe na troca de curativos de CVAD. Observou-se um aumento no conhecimento, nas habilidades e na autoconfiança da equipe após a intervenção, bem como uma redução na taxa de CLABSI para 2,9 de 5,3 por 1.000 dias de cateter. Barrell et al. (2012) e Allen et al. (2014) também utilizaram treinamento de simulação usando procedimentos padronizados, o que levou a uma melhor conformidade e a taxas reduzidas de CLABSI. Entretanto, Singh et al. (2012) utilizaram educação modular sobre controlo de infecções combinada com educação contínua disponível online na prevenção de IACS, o que levou a uma redução da taxa de CLABSI de 44 para 3,10 por cada 1 000 dias de cateter.

2.3.6.2 A necessidade de formação do pessoal.

Bianco et al. (2013) exploraram os conhecimentos, as práticas baseadas em evidências e as atitudes dos profissionais de saúde relativamente aos cuidados e à manutenção de CVADs e à prevenção de CLABSI. O conhecimento consistente com as actuais diretrizes de PBE variou entre 43% e 72,9% com base numa ferramenta de avaliação.

2.3.7 Melhoria da qualidade (QI)

2.3.7.1 Força da evidência.

A QI foi identificada como uma estratégia eficaz para conseguir taxas de infeção mais baixas. Numa revisão sistemática, Mauger et al. (2014) identificaram as abordagens específicas de QI que promoveram com êxito a adesão do pessoal à EBP. Com base em 30 estudos, as provas que apoiam o aumento da adesão e a redução das taxas de IACS são de força moderada quando a auditoria, o feedback com sistemas de lembrete ou uma combinação destas práticas são empregues em conjunto com a educação do pessoal e a mudança organizacional. Por exemplo, Cherifi et al. (2013) mostraram que as auditorias externas combinadas com o feedback do desempenho reduziram as CLABSI. Reed, Brock & Anderson (2014) demonstraram como os sinais visuais "scrub the hub" e de higiene das mãos colocados estrategicamente nos quartos dos doentes, nos quadros de avisos e nas salas de repouso do pessoal incentivaram o cumprimento, mas foram acompanhados de educação e auditorias do pessoal. No entanto, a força da evidência foi baixa quando apenas foram utilizados sistemas de lembrete com educação e mudança organizacional.

2.3.7.2 Abordagens de QI.

Pegg et al. (2011) relataram como a utilização de uma melhoria rápida do processo foi capaz de obter reduções adicionais nas taxas de CLABSI, apesar da implementação do pacote de prevenção. Uma avaliação do processo revelou a não adesão à monitorização do cateter central através de uma lista de verificação e aos cuidados com o cateter e o local de punção com base nas rondas de enfermagem. Durante as rondas, foi dado feedback instantâneo aos enfermeiros para a correção imediata das deficiências, tendo sido também fornecida reeducação. A conformidade aumentou para mais de 95% e foi associada a uma queda na taxa de CLABSI de 3,5 para 1,8 por 1.000 dias de cateter.

Em contrapartida, Adams et al. (2010) utilizaram a abordagem Seis Sigma, processo maioritariamente empregue na melhoria das empresas e no qual se espera estatisticamente que 99,999966% das oportunidades de produzir uma caraterística estejam isentas de defeitos (Lucas, 2002), para reduzir a zero as taxas de CLABSI de 0,7-6,9 por 1 000 dias de cateter. Para além disso, a abordagem Six Sigma/lean levou à identificação de estratégias de prevenção adequadas com o reconhecimento do papel do enfermeiro educador na melhoria das competências dos enfermeiros.

A análise da causa raiz (RCA) também é outra ferramenta útil na análise de problemas clínicos e envolve fazer perguntas "porquê" para chegar às causas raiz (Khalid et al., 2013). Além disso, a ACR pode ser utilizada para investigar o que causou cada caso de CLABSI para determinar as lacunas e barreiras remanescentes, de modo a que possa ser dado feedback em tempo real e sejam optimizadas as oportunidades de melhoria (Preas et al., 2012; Walz et al., 2013).

Edwards, Purpura & Kochvar (2014) utilizaram a estratégia PDSA para explorar, numa escala piloto, o banho de pacientes com 2% de clorexidina em pacientes de cuidados agudos de longa duração e verificar a sua eficácia na redução das taxas de CLABSI. A implementação à escala piloto mostrou uma redução de 65% de CLABSI após 6 meses, informando a decisão de adotar a intervenção noutras unidades. Uma organização também pode conceber o seu próprio protocolo padrão de melhoria de processos (Yegge et al., 2014). Os componentes comuns das diferentes abordagens são uma equipa multidisciplinar, um enfoque de QI, ferramentas e processos de avaliação para determinar lacunas, planeamento e implementação, e avaliação para determinar outras intervenções.

Por outro lado, Brilli et al. (2013) sublinharam o impacto da marca, como a rotulagem de um esforço de QI para zero danos como "Herói Zero" com sinalização e logótipos para promover a mudança de cultura e mobilizar o pessoal para alcançar o objetivo. Foram dadas formações sobre QI para permitir que as equipas de colaboração se concentrassem em cada questão de segurança dos doentes. As mudanças desejadas, como a adoção de uma cultura de segurança, o aumento da satisfação do pessoal e dos doentes com os cuidados, a formação do pessoal e a conformidade, foram traduzidas em medidas que podiam ser monitorizadas para determinar o progresso em direção aos objectivos estabelecidos.

2.3.8 Traduzir as provas

2.3.8 .1 Adaptação das diretrizes.

Ciocson et al. (2014) relataram como a utilização da estrutura ADAPTE facilitou a adaptação de diretrizes de prática clínica sobre a prevenção de CLABSI numa instituição. A estrutura descreveu o processo como tendo início com a seleção do tópico e a formação da equipa, seguida da identificação de questões relevantes, tais como a população de doentes e a intervenção. As perguntas orientam a pesquisa, a seleção e a avaliação das diretrizes. São então tomadas decisões sobre os componentes a partir dos quais as diretrizes serão adaptadas e é elaborado um projeto de diretrizes para revisão externa. A diretriz final deve ser o resultado de um consenso departamental. São criadas ferramentas para facilitar o processo de implementação e são efectuadas auditorias clínicas para monitorização e avaliação. Na sequência deste processo, a instituição decidiu adaptar as diretrizes do CDC-NHSN na sua totalidade.

2.3.8.2 Processo de agrupamento e lista de controlo.

Entretanto, Hong et al. (2013) utilizaram a estrutura Translating Evidence into Practice (TRiP) para adaptar à prática a evidência gerada pelo Comprehensive Unit Safety Program (CUSP). A estrutura recomenda resumir as evidências numa lista de verificação, como "lavar as mãos, limpar a pele com clorexidina, evitar o local femoral, usar precauções de barreira e perguntar diariamente se precisa do cateter" (Hong et al., 2013, p. 79). De seguida, são identificadas as barreiras locais à implementação da prática e medido o desempenho. Um componente único da estrutura TRiP é o envolvimento do paciente com a PBE através de educação, discussões, mudanças nos cuidados e avaliação.

Hodson et al. (2011) e Khalid et al. (2013) fornecem apoio adicional à lista de verificação ou ao processo de pacote de itens para garantir a conformidade com um pacote de melhores práticas para a prevenção de CLABSI. Foi ministrada formação sobre a utilização do pacote e da lista de controlo. Além disso, Ider et al. (2012) e Yegge et al. (2014) salientaram que a lista de verificação pode ser utilizada como ferramenta de avaliação para determinar o nível de conformidade do indivíduo, da unidade ou da instalação com as diretrizes na linha de base, antes do desenvolvimento de planos de ação para colmatar as lacunas. No entanto, Lin et al. (2012) sublinharam a forma como as barreiras culturais podem inibir a utilização de listas de verificação, com base numa experiência estatal de implementação da prevenção das IACS no Havai, utilizando um modelo adaptado do continente americano. Assim, a aceitabilidade do processo da lista de controlo deve ser verificada para garantir a sua utilização.

2.4 Implicações para o projeto

As implicações do estudo da literatura de investigação são vastas. Dado o número de variáveis extensivamente estudadas e que se demonstrou terem impacto nas taxas de CLABSI, o autor deste estudo proposto aprecia a profundidade do problema no Centro de Oncologia do Qatar. O estudo também realça o significado e a importância de uma abordagem abrangente que incorpore várias medidas de uma só vez, tal como descrito. A revisão e a análise podem também ajudar a explicar por que razão os esforços anteriores para atenuar os graves problemas relacionados com as taxas de CLABSI no Qatar não foram bem sucedidos. É possível que as medidas anteriores tenham sido medidas pouco ambiciosas, não abrangentes e pouco investigadas. A revisão e a análise aqui apresentadas retratam a complexidade das CLABSI e apoiam a nossa abordagem abrangente para introduzir alterações práticas destinadas a diminuir as CLABSI adquiridas no hospital, particularmente em doentes com cancro e doenças hematológicas.

Uma ressalva a esta constatação é o facto de quase todos os estudos sobre CLABSI terem sido realizados em contextos de UCI, sendo que o enfoque em contextos que não são de UCI, como a oncologia, só foi observado recentemente. Apenas foram localizados um estudo em oncologia de adultos (Sweet et al., 2012), um em oncologia/hematologia (Lukenbill et al., 2013) e um em hematologia pediátrica (Barrell et al., 2012). Além disso, a maioria dos estudos também foi efectuada em países desenvolvidos do Ocidente. Por conseguinte, as EBP e as diretrizes têm de ser avaliadas criticamente quanto à sua adequação, aceitabilidade e aplicabilidade, tendo em conta o contexto único do Qatar e o contexto da oncologia/hematologia de adultos.

2.5 Resumo e conclusão

A CLABSI é uma complicação comum entre os doentes com CVAD (Schulmeister, 2010; Phillips& Gorski, 2014). Muitos factores contribuem para a ocorrência desta complicação e estão relacionados com o doente, o profissional de saúde, as práticas clínicas e a organização. Os principais objectivos do nosso estudo, tal como especificado anteriormente, são reduzir as taxas notoriamente elevadas de CLABSI, tal como existem atualmente no Qatar, para as normas internacionalmente aceites. O autor não está simplesmente interessado em demonstrar que determinadas medidas, como os pensos CAVD ou a higiene das mãos, funcionam no Qatar tão bem como as demonstradas e publicadas no Ocidente. O autor acredita firmemente que a abordagem de todos os aspectos da CAVD no que diz respeito a CLABSI é essencial para reduzir as taxas de incidência de CLABSI de 90th para 50th percentil no Qatar.

As abordagens de melhoria da qualidade, como bem demonstrado na literatura (Marschall et al., 2014; Hsu et al.; Zachariah et al.; 2014), são úteis para analisar os factores ou barreiras que perpetuam este problema de segurança dos doentes. Ao mesmo tempo, é importante consultar o pessoal de cuidados diretos para determinar o que é necessário fazer. A prevenção deve ser feita de forma abrangente para abordar estes factores. Existem fortes provas que apoiam a utilização de pacotes de cuidados com o CVAD e de listas de verificação para a prevenção de CLABSI (Mara et al., 2010; Dumyati et al., 2014; Schiffer et al., 2013), especialmente em ambientes de UCI, o que conduz a reduções significativas das taxas. O pacote inclui a higiene das mãos, precauções de barreira completas durante a inserção, preparação da pele com clorexidina, evitar a artéria femoral como local de inserção e remoção de CVADs quando já não são necessários.

No entanto, podem ser necessárias intervenções novas e adicionais se a implementação de práticas preventivas básicas não conduzir a taxas abaixo do valor de referência. Tais intervenções incluem o uso de CHGIS como curativo e portas impregnadas com álcool (Barrera et al., 2011; Timsit et al., 2009; Timsit et al., 2012). Ao mesmo tempo, as novas diretrizes práticas devem beneficiar de uma análise da adequação e aceitabilidade em relação ao contexto escolhido.

Para que o pacote de medidas produza resultados positivos, deve ser institucionalizado através de uma política e o pessoal deve cumpri-la. No entanto, não existem provas que sustentem a melhor forma de obter o cumprimento. Verificou-se que a educação do pessoal, especialmente quando é utilizada formação em simulação e combinada com a monitorização da adesão e o fornecimento de feedback corretivo imediato, melhora o cumprimento (Gonzales et al., 2013; Hansen et al., 2014; Jackson & Cooper, 2012). A reeducação periódica também reforça a adesão, destacando o importante papel do enfermeiro educador. A vigilância também deve ser um componente das iniciativas de prevenção e requer o estabelecimento de sistemas e processos relacionados. A monitorização do progresso e a avaliação do processo e dos resultados devem ser realizadas para identificar as áreas que necessitam de mais melhorias para atingir os objectivos de referência CLABSI.

No Capítulo 3, o autor descreverá o processo global de mudança, orientado pelo Modelo de Mudança da estrutura de HSE. Inclui a descrição pormenorizada dos vários aspectos da mudança que estão a ser implementados, monitorizados e avaliados.

Capítulo 3

Metodologia

3.1 Introdução

O desenvolvimento organizacional, um processo contínuo e planeado destinado a melhorar a comunicação, a resolução de problemas e a aprendizagem em toda a organização, baseia-se no conhecimento das ciências comportamentais, na psicologia humana, na capacitação individual, no trabalho em equipa e no envolvimento da gestão.

A metodologia integra as ferramentas e os quadros de melhoria da qualidade no modelo de mudança. Neste capítulo, o autor apresenta o processo de mudança, explorando as razões pelas quais o modelo HSE foi selecionado. O autor apresenta uma visão geral da metodologia organizacional do processo de mudança com base no modelo HSE (2008): Iniciação, planeamento, implementação e integração. Em particular, a fase de análise envolve métodos quantitativos e qualitativos. Além disso, o autor aborda os dados qualitativos que envolvem uma vasta gama de dados, como a análise do campo de forças, a análise das partes interessadas e a análise da espinha de peixe, o ciclo PDSA e o papel do meu líder. Os dados quantitativos incluem os resultados do inquérito de satisfação do pessoal e as taxas de incidência de CLABSI, que serão abordados no capítulo de avaliação. Por último, o capítulo apresenta um resumo das principais questões decorrentes do processo de mudança.

3.2 Análise crítica das abordagens ao desenvolvimento organizacional

No desenvolvimento organizacional, a gestão da mudança, enquanto processo complexo e contínuo, tem de ser cuidadosamente planeada e implementada para ser bem sucedida. Uma abordagem bem sucedida requer a utilização de um plano estruturado e a sua implementação por fases para afetar as mudanças desejadas. A mudança de comportamentos e práticas numa organização de cuidados de saúde pode ser difícil, requerer muito tempo, negociação e uma boa supervisão e avaliação. O principal impedimento ao desenvolvimento e à mudança organizacional, particularmente no sector da saúde, é a resistência à mudança institucionalizada ao longo de muitos anos.

No entanto, para efetuar a mudança com resistência, existem vários modelos diferentes para efetuar mudanças nos sistemas de saúde. Os mais proeminentes entre estes modelos são o modelo de Lewin (Schein, 1995), o modelo de Kotter (Kotter, 1996), o modelo do Serviço Nacional de Saúde (NHS) (Bamford & Daniel, 2005), um Metamodelo de mudança (Young, 2009) e o modelo HSE (HSE, 2008). Embora cada um dos modelos tenha as suas vantagens e protagonistas, o autor analisou-os cuidadosamente para selecionar o modelo HSE para o projeto. Uma vez que uma revisão e análise dos modelos ultrapassa o âmbito do presente relatório, o autor faz referências específicas a estes e outros modelos de mudança, a partir dos quais foram acrescentadas caraterísticas ao modelo de HSE selecionado.

3.3 Fundamentação do modelo de desenvolvimento organizacional selecionado

O modelo de mudança do HSE presta especial atenção aos aspectos humanos, estruturais e culturais da mudança. A sua principal visão é que todos terão acesso fácil a cuidados e serviços de elevada qualidade, nos quais confiam e que os funcionários se orgulham de prestar (HSE, 2008). Uma exploração mais detalhada do modelo HSE revelou que o modelo é muito relevante e aplicável ao meu projeto (Quadro 4).

My Project	**HSE Model**
Governed by author organization in collaboration with International Healthcare Improvement (IHI) and Joint Commission International (JCI)	Developed by Irelands public health regulator (HSE)
Aims to design and implement patient centered organizational change.	Designed to help plan and implement high quality and safe patient care services
Partnership with different institute like IHI, and encouraging effective team working from different specialties	Placing emphasis on partnership and team working
Human factors structure and culture identified as key component.	Focuses on cultural, people and structural aspect on change.
Organizational project but has individual, groups and national perspectives.	Manage change at all levels of the system, individual, group and organizational and at local, area and national level.
Educations, simulation and bedside training sessions.	Transferring knowledge and skills to manage the change.
Connections, communication, coordination's and Interdependencies between different parts of the system	Focusing on the connections, relationships and dependencies between different parts of the system and can be used as systemic approach in organizational change.
Direct engagement of frontline staff delivering its success.	Promoting active engagement and direct participation of frontline staff and their representative in the change process and delivering its outcomes
Diversity of Stakeholders across organization (multidisciplinary team involvement).	Engaging with diverse of stakeholders to play their part in contributing in change process-including staff, teams, patients, services users.

Tabela 4. Resumo das razões para a seleção do modelo de mudança de HSE

Na opinião do autor, o modelo HSE é um quadro adequado para muitos outros projectos de iniciativas. Além disso, este modelo permite a avaliação contínua do processo de mudança, garantindo assim melhores resultados. Em contraste, as abordagens do modelo por etapas, embora sejam fáceis de implementar em pequenos projectos e mais convenientes para os novos líderes, não conseguem controlar a complexidade da dinâmica da mudança e, quando surgem novas questões, como a resistência, este modelo limita o seu movimento. No entanto, o autor conseguiu

O modelo de Kotter pode tirar partido dos modelos de etapas, integrando alguns deles nas fases de HSE. Por exemplo, na fase inicial, os princípios da análise do campo forçado do modelo de Lewin, bem como os três primeiros passos do modelo de Kotter, são combinados para aumentar a prontidão e a coligação. Além disso, o modelo de Deming "planear-fazer-estudar-agir" é utilizado na fase de implementação para permitir a modificação e avaliação contínuas. Por último, a partilha da vitória curta do modelo de Kotter é aplicada na fase de integração (Figura 2) Modelo de mudança HSE adotado (HSE 2008).

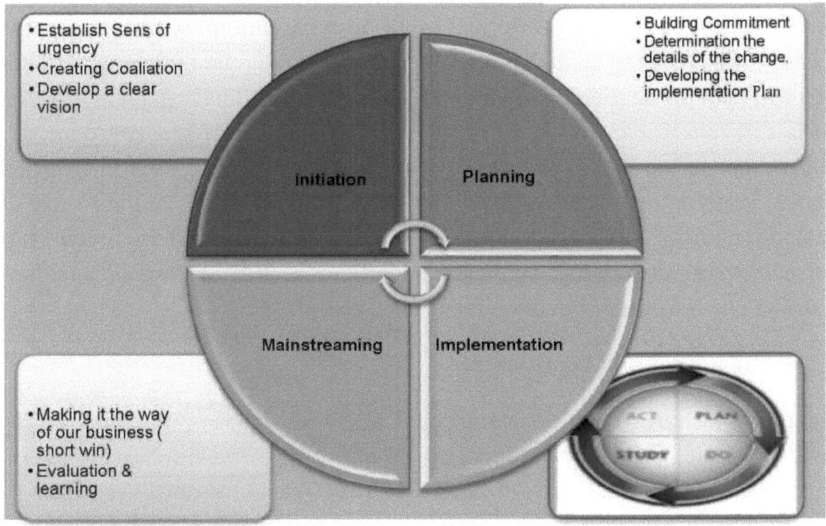

Figura 2. Modelo de mudança de HSE adotado (HSE 2008)

3.4 Modelo de Desenvolvimento Organizacional (HSE) Processo de Mudança

Para levar a cabo o processo de mudança do desenvolvimento organizacional no Government Cancer Center do Qatar, são aplicadas etapas dinâmicas e intercambiáveis, tal como descritas no modelo HSE.

3.4.1 Início

Os objectivos desta etapa consistiam em criar a disponibilidade e o sentido de responsabilidade partilhada para liderar a mudança.

3.4.1.1 Preparação para liderar a mudança

Nesta secção, a autora (a líder) descreve a forma como construiu uma base sólida e o apoio para a criação do conjunto de cuidados e manutenção do CVAD. Nesta fase, a autora despendeu muito tempo e esforço a ler, rever e analisar a literatura científica sobre a redução de CLABSI através da implementação de um conjunto de cuidados e manutenção de CVAD. Além disso, deu início ao projeto, começando por informar as partes interessadas da organização sobre a incidência muito elevada e inaceitável da taxa de infeção na via central e sobre os objectivos do projeto proposto de reduzir as taxas para normas e padrões internacionais. Como líder do projeto, apresentei, discuti e debati as taxas de CLABSI no Centro Oncológico do Governo do Qatar todos os meses durante as reuniões de controlo de infecções. A autora apresentou os argumentos de acordo com a abordagem de Kotter (1995) e conseguiu criar um clima perfeito para a mudança, com um sentido de urgência e uma visão para uma estratégia direcionada. Nesta fase, foram realizadas quatro reuniões e duas sessões de brainstorming durante um workshop de um dia inteiro em que participaram várias partes interessadas de diferentes níveis da organização. Aqui, o líder incorporou os três primeiros passos do modelo de mudança de Kotter (Anexo A), que foram utilizados como fase de preparação do modelo HSE para estabelecer um sentido de urgência, criar uma coligação e desenvolver uma visão clara.

3.4.1.2 Criar um sentido de urgência.

Enquanto presidente do controlo de infecções na minha organização, aceitei a liderança da mudança neste projeto, que teve início em abril de 2014. Com base no modelo de mudança de Kotter, enfatizei ao Diretor Médico (MD) e ao Diretor Executivo Adjunto (AED) de Qualidade e Segurança dos Doentes que a criação de um comité de orientação clínica é fundamental para alcançar os objectivos do projeto. Além disso, transmiti um sentido de urgência para criar uma força altamente positiva e concentrada com uma visão clara. A principal razão para a minha ênfase foi tornar claro para todos que a mudança está realmente a chegar e vai acontecer.

Numa das primeiras reuniões, como líder, comecei por iniciar discussões de brainstorming sobre tópicos relacionados com a redução de CLABSI através da melhoria do cumprimento do pacote de cuidados e manutenção do CVAD. Este envolvimento precoce do pessoal no brainstorming garante um maior empenhamento e reduz os preconceitos cognitivos (Eden & Ackermann, 2010). O processo de mudança exige uma alteração dos comportamentos e das atitudes. Além disso, uma análise cuidadosa das forças motrizes e restritivas é um fator de sucesso essencial. Enquanto líder, utilizei também a análise do campo forçado (Bozak, 2003) para demonstrar os vários factores impulsionadores e restritivos (figura 3).

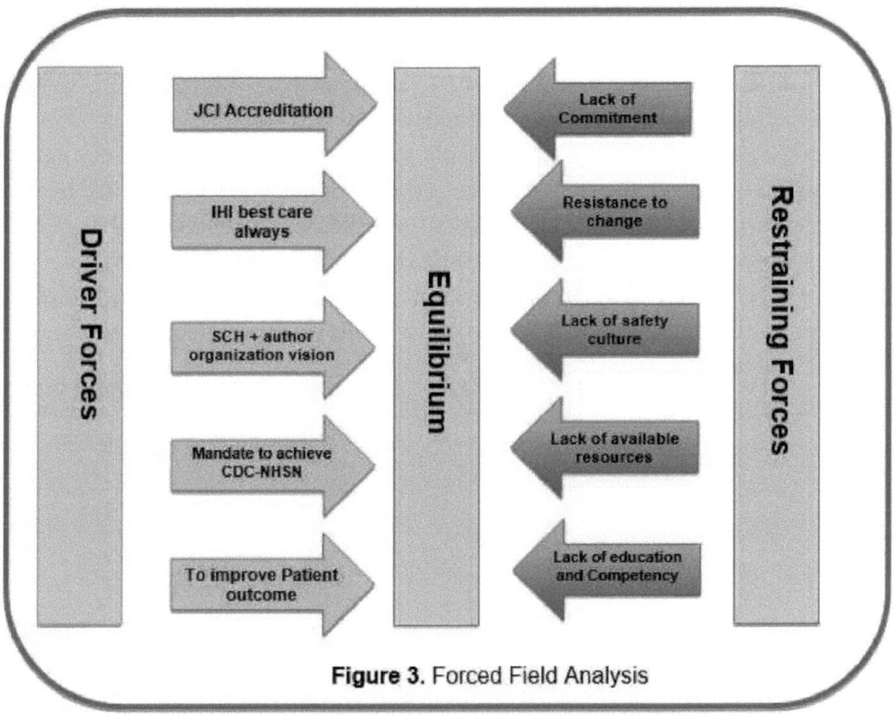

Figure 3. Forced Field Analysis

Os factores mais significativos para o processo de mudança no projeto são a organização governamental Conselho Superior de Saúde (SCH), a colaboração da organização autora com a Acreditação JCI em 2009 e a Melhoria Internacional dos Cuidados de Saúde (IHI) em 2013. Todas as organizações colocam a segurança do paciente e o cliente - paciente no centro do processo de melhoria da qualidade. Outros factores de motivação incluíram o desejo de melhorar os resultados dos doentes e o mandato para cumprir os objectivos de referência do CDC-NHSN.

Por outro lado, as principais forças restritivas são a resistência do pessoal à mudança e a falta de empenhamento. A resistência é tridimensional: comportamental, cognitiva e afectiva. Uma análise cuidadosa destas dimensões é um fator de sucesso essencial (Erwin & Garman, 2010). Além disso, as evidências sugerem que as pessoas resistem a mudanças sobre as quais não têm clareza e não estão seguras. Normalmente, quanto maior a mudança, maior a força de resistência (Maurer, 1998). A falta de recursos e de profissionais qualificados e competentes, bem como uma cultura de segurança que resiste à mudança, são também forças restritivas.

Além disso, o líder, juntamente com a equipa, identificou os pontos de alavancagem e as oportunidades de mudança utilizando a análise SWOT (Quadro 5), uma ferramenta utilizada a diferentes níveis organizacionais para ajudar na avaliação das forças e fraquezas internas e das ameaças e oportunidades externas (Houben et al., 1999). As unidades e a organização são influenciadas por factores externos e internos, que podem afetar as iniciativas de mudança. O Cancer Center é um hospital especializado que faz parte do sistema de saúde do Estado do Qatar. A influência do ambiente não se limita ao ambiente da organização, mas estende-se também ao ambiente de todo o país. No presente projeto, as variáveis internas referem-se àquelas que estão diretamente ligadas às unidades e à organização. Por definição, as variáveis externas referem-se às que têm origem fora da unidade, mas não necessariamente fora da organização.

	Helpful	**Harmful**
	Strength	**Weakness**
Internal Origin	▪ Governed by author's organization, which is the lead agency. ▪ Empowerment of the staff. ▪ Clinical drive and leadership. ▪ Availability of resources, clinical nurse specialist for CVAD care and maintenance bundle. ▪ Focusing in patient safety.	▪ Lack of team Commitment. ▪ Resistance to change. ▪ Prolonged length of the stay. ▪ Poor patient outcome. ▪ Lack of education and training of CVAD care and maintenance bundle. ▪ Lack of Staff competency. ▪ Diversity of Culture ▪ Diversity of population ▪ Poor compliance with bundle.
	Opportunities	**Threats**
External Origin	▪ Collaboration with International Healthcare Improvement (IHI) and Joint Commission International (JCI) show its readiness to lead and implement changes. ▪ Inspire and lead other organization. ▪ Achieve CDC-NHSN benchmark target.	▪ Other unit representation within the organization. ▪ Representation from other organizations in the country. ▪ Inability to sustain the improvement due to leadership change at department /service level.

Tabela 5. Análise SWOT da situação anterior ao projeto.

Em suma, no decurso da sessão de brainstorming, as forças motrizes superaram as forças restritivas. Além disso, as sessões ajudaram a equipa do projeto a concentrar-se nos pontos fortes da organização, a minimizar as ameaças e a tirar o maior partido possível das oportunidades, o que desencadeou uma paixão pelo projeto. Os funcionários sentiram-se motivados para explorar os seus esforços diários e as suas realizações. Além disso, o líder estava entusiasmado com a melhoria e a redução das CLABSI para melhorar os resultados dos doentes e queria tornar o trabalho diário visível e importante.

3.4.1.3 Criar uma coligação poderosa

Na segunda reunião, realizada uma semana após a primeira, o principal objetivo era identificar o membro da equipa principal do projeto. Os membros da equipa foram selecionados com base no nível de prontidão e capacidade para receber e aceitar a mudança do estado atual para o estado esperado no final do projeto, através de uma abordagem de lista de verificação do pacote de cuidados e manutenção do CVAD. As discussões dos grupos de discussão revelaram a necessidade de assistência e apoio ao nível da organização, incluindo a aprovação rápida das diretrizes do CVAD, a revisão da prática atual, a revisão das competências do pessoal existente, a revisão dos formulários de avaliação, a formação em CVAD e a educação. O líder distribuiu as tarefas do projeto pelos membros da equipa de acordo com os seus conhecimentos, preferências e estilos, que serão discutidos em pormenor mais tarde como parte da fase de planeamento. A criação de uma coligação de membros da equipa exigiu uma reunião formal semanal que também necessitou de uma estratégia de comunicação através de e-mails e reuniões informais. Nesta fase, é necessário um líder competente para conseguir a máxima coesão (McSherry & Pearce, 2011). A equipa do projeto era constituída pela AED da qualidade e segurança dos doentes, pelo presidente do controlo de infecções, pelo profissional de controlo de infecções, pelo enfermeiro especialista em enfermagem clínica e pelo chefe de enfermagem da unidade de hematologia. A comunicação contínua e a partilha de ideias são obrigatórias para um trabalho de equipa eficaz (Shirey, 2011).

3.4.1.4 Desenvolver uma visão clara

O foco centrado no paciente e a satisfação do paciente são as dimensões mais significativas da qualidade quando uma organização pretende aplicar as melhores práticas de qualidade (Lee et al, 2006). A literatura existente sugere que quando há mais variação nos processos de cuidados, os eventos adversos que comprometem a segurança do doente e os resultados indesejáveis aumentam (Rozich et al., 2004). O líder sublinhou este conceito na primeira e na segunda reunião em relação à visão organizacional da Estratégia Nacional de Saúde da CCS, ao requisito de acreditação da JCI e à colaboração com o IHI.

A visão do pacote de cuidados e manutenção do CVAD baseia-se no conceito de normalização dos processos de cuidados. Os procedimentos de normalização para a inserção do CVAD, a implementação de uma higiene rigorosa das mãos e os tratamentos com feixes minimizam a variação e conduzem à redução da mortalidade e da morbilidade, à redução dos custos dos cuidados de saúde, à redução do tempo de internamento, à melhoria dos resultados dos doentes, à redução da taxa de infeção e à melhoria da satisfação dos doentes (Hasibeder, 2010).

Como parte da fase de preparação, a equipa decidiu realizar uma avaliação inicial da situação atual, a fim de tomar melhores decisões na escolha das iniciativas de mudança. A equipa realizou sessões de brainstorming para analisar os diferentes factores que poderiam contribuir para o aumento da taxa de CLABSI, aplicando o diagrama de espinha de peixe (Diagrama de Causa e Efeito; Anexo B). Os principais factores que influenciam as taxas de CLABSI são o pessoal, os doentes, os procedimentos, as políticas, os produtos e o ambiente. A equipa também concordou em avaliar os domínios de Estrutura, Processo e Resultados de Donabedian (Gardner et al., 2014), que constituem a base de cuidados clínicos seguros, eficazes e centrados no doente. O principal objetivo do brainstorming era identificar os defeitos na estrutura e no processo, que contribuem para os maus resultados dos doentes (Tabela 6).

Structure	Process	Outcomes
Lack Staff knowledge in regards of CVAD care and maintenance bundle assessment	Lack of compliance CVAD care and maintenance bundle	Increased incidence rate of CLABSI.
Lack of needleless collection device.	Lack of compliance to CVAD insertion bundle	Increased Mortality and Morbidity.
Knowledge deficit related to preventive measures.	Lack of compliance with hand hygiene	Increased length of the stay
Lack of dressing changing policy	Lack of standardize practice in handling the CVAD	Increased cost of treatment.
Lack of Maintenance kit (bundling all needed supplies in one area)		

Tabela 6. Defeitos identificados atribuídos à Estrutura, Processo e resultados no

Government Cancer Center.

Há muitos factores que contribuem para a atual situação de elevada taxa de incidência de CLABSI. Os defeitos estruturais identificados estão relacionados com a política, os conhecimentos do pessoal, as competências e os equipamentos. A equipa do projeto identificou alguns defeitos fundamentais que exigem acções imediatas, como a taxa de adesão aos pacotes CLABSI, a manutenção da formação em matéria de competências e os conhecimentos do pessoal. Estas deficiências são atribuídas à estrutura e, para garantir a qualidade, também devem ser adoptadas medidas do processo e dos resultados. Na gestão da qualidade dos cuidados de saúde, as medidas de processo são a categoria de matriz mais comummente utilizada. Estas medidas fornecem informações importantes sobre o desempenho a todos os níveis da organização. No entanto, um bom desempenho não reflecte um bom resultado. O resultado desta avaliação inicial corroborou a evidência encontrada na literatura, que orientou as equipas a escolher como iniciativas a introdução da lista de verificação do conjunto de cuidados e manutenção do CVAD, a educação e a competência do pessoal.

A fase de iniciação permitiu integrar a equipa, aumentando a sua disponibilidade e clarificando a visão do projeto. A formação da equipa, a designação de um líder e o envolvimento de todos os membros da equipa no início do processo foram necessários para a fase seguinte.

3.4.2 Planeamento

O objetivo do planeamento é determinar os detalhes específicos da mudança e criar apoio para o processo de mudança, de modo a garantir que as pessoas se juntam num esforço concertado, com um objetivo claro e criam um novo futuro para a organização. A fase de planeamento é composta por três etapas: criar um compromisso; determinar os pormenores da mudança; e desenvolver o plano de implementação (HSE, 2008).

3.4.2.1 Compromisso de construção

O objetivo da fase de planeamento é envolver as principais partes interessadas na criação de uma visão para o futuro (HSE, 2008). O objetivo da criação de uma visão partilhada no início do planeamento da mudança é fazer com que o líder se concentre no desenvolvimento de um plano para "comunicar a visão" a diferentes níveis de partes interessadas, o que também é salientado nas etapas de Kotter. A equipa iniciou planos para interagir com as partes interessadas e para partilhar a visão e os objectivos do projeto. O fracasso do processo de mudança é causado por uma comunicação deficiente entre os líderes da organização (Davidson, 2010). Isto significava que o líder precisava de aumentar o empenho no projeto em todo o sistema. Sem empenho e sem falar a mesma língua, especialmente ao mais alto nível, é de esperar que haja resistência, o que conduzirá ao fracasso extremo do projeto. O líder aplicou a análise das partes interessadas (figura 4) no planeamento da estratégia de comunicação.

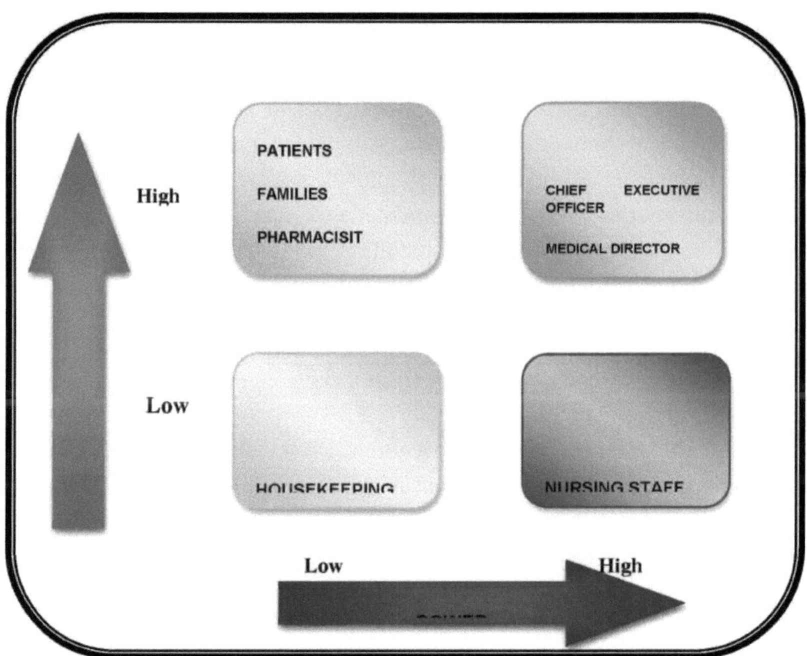

Figura 4. Matriz de poder-interesse das partes interessadas.

Inicialmente, o Presidente do Controlo de Infeção, o Diretor Executivo (CEO), o Diretor Médico (MD), o Diretor de Enfermagem e a equipa de qualidade consideraram o seu envolvimento de elevado interesse e elevado poder. Isto exigiu uma gestão atenta por parte do líder, que os envolveu nas reuniões semanais do projeto e os manteve actualizados por correio eletrónico sobre os pormenores do processo do projeto. Deste modo, o seu envolvimento foi assegurado. Além disso, o envolvimento precoce das partes interessadas é de grande importância para o êxito do projeto (Broad, 2006). Embora os enfermeiros sejam poderosos, o seu interesse não foi o ideal. As estratégias para melhorar o interesse dos enfermeiros devem considerar o realinhamento dos seus objectivos com os objectivos do projeto. Uma estratégia é estabelecer a segurança do doente e os cuidados centrados no doente como concorrência, associando a competência do pessoal e reduzindo as taxas de infeção nas suas unidades e organização, quando comparadas com outras organizações no estado do Qatar. No entanto, a sua influência no projeto de mudança foi inicialmente mínima e houve resistência da sua parte. No entanto, quando o diretor de enfermagem foi substituído, a situação melhorou, uma vez que o novo líder começou a alinhar-se desde o início com todas as partes interessadas no projeto, tomando em consideração as suas palavras e sugestões e nas iniciativas de mudança. Por outro lado, os doentes, os farmacêuticos, as famílias dos doentes, os médicos e os hospitais privados revelaram um interesse elevado e um poder reduzido. O envolvimento de partes interessadas com elevado interesse e baixo poder dá um impulso ao processo de mudança (Varvasovszky, 2000). Na categoria de baixo interesse e baixo poder estava o pessoal de limpeza. No entanto, embora pareçam ter pouco poder, a sua influência pode ser elevada, porque são a primeira pessoa a encontrar-se e a comunicar diariamente com os doentes. Esta foi a razão pela qual foram envolvidos como partes interessadas no processo de mudança das iniciativas.

Com base na análise das partes interessadas, foram discutidas as responsabilidades e funções de cada funcionário e o líder planeou reuniões formais semanais com a comissão clínica e reuniões informais diárias, para além de reuniões formais mensais com todas as partes interessadas durante as reuniões da comissão de controlo de infecções.

Os métodos de comunicação neste projeto foram variados e envolveram: reuniões presenciais, apresentações que partilharam o início e o desenvolvimento do projeto com o pessoal da organização e a equipa executiva, e-mails sobre o progresso, calendários e actas de reuniões e notas de ação. Os funcionários foram informados de que, enquanto participantes, os seus nomes seriam documentados no projeto e que seria entregue um certificado de agradecimento do CEO e do MD a todos os membros da equipa após a fase de implementação. Esta abordagem reflecte o estilo transacional de liderança que se baseia na recompensa (Bhat et al., 2012).

3.4.2.2 Determinar os pormenores da alteração

Foi explorada a situação atual do Centro de Oncologia em comparação com a visão futura esperada. Isto inclui a avaliação da situação atual em relação à visão futura de mudança. Foi entregue um relatório desta análise às principais partes interessadas, descrevendo as lacunas e o que é necessário para a mudança, incluindo materiais, um sistema adequado para apoiar a mudança e pormenores específicos para cada um dos processos de mudança, a fim de reduzir as taxas de CLABSI. Isto foi feito através da introdução de uma sessão de formação sobre CVAD para o pessoal que necessitava de revisões das diretrizes sobre CVAD, que consistem em conteúdos pormenorizados e mecanismos de manuseamento e cuidados. A equipa do projeto chegou a acordo sobre determinadas questões durante a reunião, que incluem a recolha de dados de base sobre a taxa de CLABSI, a identificação da equipa CVAD e a revisão das diretrizes existentes. A própria líder foi incumbida de rever as diretrizes existentes e de dar feedback para garantir a clareza e a partilha de experiências e consultas durante a implementação. Além disso, foram organizadas várias sessões educativas por enfermeiros especialistas em gestão de CVAD, incluindo um pacote de cuidados e manutenção, para os membros da equipa de CVAD, a fim de ilustrar e garantir a melhor transmissão de informações.

3.4.2.3 Elaboração do plano de execução

Uma das principais etapas do planeamento da mudança é o desenvolvimento e a aprovação do plano de implementação. A implementação do pacote de cuidados e manutenção do CVAD incluiu quatro etapas principais: mudança do sistema, formação e educação dos profissionais de saúde, lembretes no local de trabalho e avaliação e feedback. Foi redigida e fornecida a cada membro da equipa uma descrição pormenorizada de cada etapa no que diz respeito a cada um deles. O documento descrevia as funções individuais, as responsabilidades e os comportamentos esperados. O documento incluía também os nomes e números de contacto para o caso de surgirem questões, problemas ou preocupações. Por fim, incluía também o calendário de implementação e os resultados esperados do projeto. O diagrama de Gantt (Anexo C) destaca a linha do tempo do projeto.

3.4.3 Fase de implementação

A fase de implementação centra-se na transformação dos planos em acções e na monitorização contínua e avaliação da sustentabilidade do projeto a longo prazo. Assim, o ciclo PDSA de Deming foi introduzido nesta fase para identificar métodos de melhoria. Tal como referido anteriormente, na fase de planeamento, a redução da taxa de CLABSI foi planeada para ser implementada ao abrigo dos quatro elementos seguintes e das medidas tomadas (Anexo D).

3.4.3.1 Alteração do sistema

Assegura a existência das infra-estruturas necessárias para permitir que os profissionais de saúde do Centro Oncológico pratiquem a gestão e os cuidados com o CVAD. Isto incluiu: o fornecimento de diretrizes e práticas normalizadas para a inserção e cuidados com o CVAD, o protocolo para a remoção do CVAD e a política de mudança de pensos; as diretrizes e práticas normalizadas foram enviadas ao departamento de qualidade para aprovação. No entanto, a padronização dos cuidados é conhecida por ser uma medida eficaz na promoção da segurança do paciente (Hasibeder, 2010; Rozich et al.; 2004). O princípio da padronização sustenta a estratégia para gerenciar altas taxas de CLABSI.

A revisão das diretrizes existentes é feita com base nas melhores provas disponíveis (Anexo E). Fornecimento de equipamento de boa qualidade; dispositivo de recolha de material desnecessário e kit de manutenção que reúna todos os materiais necessários numa única área. Além disso, fornecimentos de produtos de boa qualidade, como a utilização de desinfectantes (chuveiro de clorexidina) e toalhetes. O guia da lista de verificação dos cuidados de inserção do CVAD (Anexo F) e do conjunto de manutenção (Anexos G e H) foi elaborado e enviado ao departamento de qualidade para aprovação. Identificação de potenciais programas de enfermeiros de ligação, adaptadores precoces, preceptores e reforço do processo de envio de preceptores.

Reformulação do mapa do processo de manutenção permanente do CVAD (Anexo I), do mapa do processo CLABSI (Anexo J) e do mapa do processo de inserção da linha central (Anexo K). Avaliação padronizada das competências do pessoal, em março de 2014, foi formulado um grupo, liderado por um enfermeiro clínico especialista, para se concentrar na atualização e revisão das competências actuais do CVAD.

3.4.3.2 Formação e educação

Este é um dos elementos cruciais da estratégia. Além disso, continua a ser um dos factores críticos de sucesso do projeto. Os objectivos da formação foram claramente definidos e visavam induzir mudanças comportamentais e culturais e garantir a competência do pessoal através de demonstrações no laboratório de competências e de questionários como parte da avaliação e do debate sobre os cuidados CVAD. Além disso, a discussão dos dados de alerta vermelho para CLABSI; dados que foram recolhidos durante o primeiro e segundo trimestres de 2014, e a equipa CVAD decidiu que o principal objetivo é reduzir a taxa de CLABSI para zero. Inicialmente, o grupo planeou realizar sessões educativas duas vezes por semana com 10 a 12 membros do pessoal por sessão, mas mais tarde decidiu realizar sessões adicionais e mudou para o fim de semana com duas sessões ao sábado. Para além disso, o grupo utilizou material de apresentações em PowerPoint e videoclips, ensino à cabeceira, formação em laboratório de simulação de competências e formação do método do formador e das competências de comunicação necessárias quando se encontra com os doentes.

3.4.3.3 Lembretes no local de trabalho

Estas são ferramentas importantes para lembrar o pessoal da importância dos cuidados com o CVAD e do pacote de manutenção, da higiene das mãos e da taxa de infeção. Os lembretes utilizados na organização são os cartazes e o painel de controlo. Para além disso, estes lembretes também são utilizados para educar os doentes e as famílias (Apêndice L, M).

3.4.3.4 Avaliação e feedback

Foi criado um sistema de monitorização e avaliação, incluindo a monitorização e a vigilância da inserção do CVAD, do conjunto de cuidados e manutenção, do cumprimento do conjunto de manutenção do CVAD e do conhecimento e perceção das infecções associadas aos cuidados de saúde. Além disso, é muito importante dar feedback às partes interessadas através da realização de sessões de aprendizagem e da apresentação do feedback do pessoal. Os principais factores de sucesso são: aumento da adesão ao conjunto de cuidados e manutenção do CVAD, redução das taxas de CLABSI, melhoria da perceção do conjunto de cuidados e manutenção do CVAD e melhoria dos conhecimentos sobre a higiene das mãos (OMS, 2009). As ferramentas de avaliação serão objeto de mais pormenores no próximo capítulo.

Acções, respostas iniciais e eventuais ajustamentos documentados no gráfico e ciclo PDSA para revisão semanal através de diferentes ciclos PDSA (Apêndice L&M).

3.4.4 Fase de integração

O objetivo desta fase é difundir o novo comportamento que conduz ao sucesso do esforço de mudança e assegura a sua continuidade. Além disso, também se concentra no mecanismo de avaliação e melhoria contínua (HSE, 2009). Esta fase tem duas etapas:

3.4.4.1 Torná-lo a nossa forma de atuação

O objetivo desta etapa é ajudar o pessoal e as partes interessadas no projeto a integrar e praticar os novos comportamentos, competências e práticas do CVAD. O líder não chegou a esta fase avançada; conseguiu comunicar com sucesso o resultado inicial do projeto, que considerou encorajador. Isto foi feito reconhecendo o sucesso de tempos a tempos e motivando o pessoal a fazer mais e mais durante o processo de mudança, através da distribuição de certificados de apreciação e elogios ao melhor membro do pessoal do mês. Além disso, o líder costumava trabalhar diariamente com os profissionais de saúde e dar-lhes apoio nas suas actividades diárias para ultrapassar a resistência ao processo de mudança e manter uma cultura de segurança. De facto, a mudança cultural precisa de tempo para incorporar os novos comportamentos (Kotter, 2007). A aplicação de diretrizes garantirá a conformidade até que outros factores e mecanismos funcionem. A inspiração contínua (Golden, 2006), a reavaliação dos valores (Cartwright & Balwin, 2007) e a comunicação das experiências bem sucedidas a outras pessoas (Bendersky, 2007) incentivam a sustentabilidade.

3.4.4.2 Avaliação e aprendizagem

As actuais disposições de apoio ao projeto estão a ser revistas nesta altura para garantir a sua continuidade e sustentabilidade. O estabelecimento de diretrizes, a competência do pessoal e a conformidade com o pacote é a primeira fase de uma longa jornada de processo de melhoria contínua, aplicando o ciclo PDSA de Deming. Por conseguinte, a responsabilidade pela função contínua do processo de mudança faz parte do papel dos líderes e das partes interessadas no sistema. Aprender ensinando (Leelawong et al., 2001) é outra forma de difundir e fazer progredir as competências dos profissionais no fornecimento de informações, em que é realçado o conceito de formação do formando. A abertura para discutir erros e tentativas individuais também promove a aprendizagem a longo prazo (Van de Ven & Sun, 2011).

3.5 Resumo e conclusão.

Este projeto de mudança aplicou o pacote de cuidados e manutenção do CVAD para reduzir as taxas de CLABSI no Centro Oncológico Governamental do Qatar até à fase de implementação. Apesar da diversidade e complexidade das forças e desafios externos e internos, este processo de mudança progrediu bem. Em conformidade com o modelo de gestão da mudança da HSE, foram tomadas medidas específicas para iniciar o projeto, planear a mudança, implementar e assegurar o empenho dos principais intervenientes. Além disso, o papel da liderança foi significativo na transição de um estilo para outro, no envolvimento precoce das partes interessadas e na utilização de diferentes estratégias de comunicação na gestão de equipas que lidam com diferentes resistências e na aprendizagem e formação contínuas, tudo no âmbito da governação clínica. No próximo capítulo, apresentarei uma avaliação do projeto e identificarei os resultados em relação aos seus objectivos iniciais.

Capítulo 4

Avaliação

4.1 Introdução

As mudanças nos cuidados de saúde são frequentemente complexas, exigindo uma avaliação contínua, com ênfase na medição do grau em que uma mudança atinge os seus objectivos originais (Lazenbatt, 2002). A avaliação é uma etapa essencial em qualquer projeto de gestão da mudança. Trata-se de um processo contínuo que começa no início do processo de mudança (Oermann & Gaberson, 2006). Além disso, a avaliação é definida como um método para medir em que medida uma intervenção atingiu os objectivos pretendidos. A avaliação também implica fazer um juízo sobre o valor do que está a ser avaliado (Gerrish & Mawson, 2005). A abordagem de medição e o processo de avaliação são comprometidos pelo curto período de avaliação. Por conseguinte, o processo de avaliação continuará a ser efectuado durante a fase de sustentabilidade da melhoria do processo de mudança.

Este capítulo apresenta uma avaliação do projeto de mudança dos autores, na medida em que os objectivos pretendidos foram alcançados. Além disso, o autor discutirá as ferramentas utilizadas para a avaliação do projeto e descreverá o resultado da mudança, incluindo o resultado da avaliação prévia e posterior. No entanto, a formação dos enfermeiros foi avaliada utilizando o modelo de formação de Kirkpatrick (Kirkpatrick, 1979).

4.2 Importância da avaliação dos cuidados de saúde

A compreensão e a análise abrangentes são importantes para investigadores, clínicos, gestores de saúde e decisores políticos sempre que a gestão da mudança nos cuidados de saúde, envolvendo novos procedimentos clínicos e tecnologias, é introduzida de forma altamente complexa, como no presente projeto no CCG. Os estudos qualitativos e quantitativos realizados no projeto do autor, que examinam o efeito da alteração dos cuidados CVAD, fornecem orientações à gestão de topo e aos decisores políticos, pelo que a avaliação adquire uma importância primordial. A avaliação valida o potencial de intervenções complexas integradas no trabalho clínico quotidiano e promove os factores que produzem os resultados clínicos desejados, a redução das taxas de CLABSI no presente projeto.

4.3 Avaliação

A avaliação implica o processo de compilação dos dados da investigação, revisão, análise e transformação dos dados em formas tubulares, gráficos e figuras. No presente projeto, os dados foram obtidos sob a forma de dados qualitativos (feedback, discussões, reuniões e sessões de esclarecimento) e quantitativos (resultados de inquéritos, auditorias de conformidade, infecções por CLABSI, dias de utilização de dispositivos, dias de utilização de doentes). Embora o principal objetivo da avaliação seja interpretar os dados de acordo com as conclusões mais lógicas e prováveis, também serve o propósito de fazer desvios de modo a que os objectivos originais pretendidos sejam atingidos. Por exemplo, no projeto atual, o cumprimento dos objectivos elevados de alcançar zero infecções CLABSI pode exigir um desvio, uma vez que certas infecções não relacionadas com os cuidados de saúde do CVAD são inevitáveis, dado que os doentes sofrem de cancro e são altamente susceptíveis a infecções.

4.3.1 Objectivos

Os principais objectivos consistem em determinar se e de que forma os resultados do presente estudo apoiam o nosso objetivo principal, tal como referido no capítulo 1, de reduzir as taxas de CLABSI entre os doentes oncológicos/hematológicos do percentil 90th para o percentil 50th até 31 de março dest, 2015. Além disso, a avaliação e a análise dos dados também se destinam a determinar se os outros objectivos do nosso projeto estão a ser cumpridos. Estes são descritos em pormenor no capítulo 1.

4.3.2 Métodos e medidas

4.3.2.1 Ferramenta de avaliação do projeto

Neste projeto, o líder utilizou uma variedade de ferramentas para ajudar no planeamento e na implementação das iniciativas de mudança. A reunião inicial foi um workshop de meio dia, de manhã à tarde, em colaboração entre a organização do autor e o IHI. O workshop incluiu brainstorming, sessões centradas na análise das partes interessadas, análise do campo forçado e análise da espinha de peixe, que são todas ferramentas utilizadas para orientar o processo de mudança. Além disso, a principal ferramenta utilizada para avaliar a eficácia da formação do pessoal foi o modelo Kirkpatrick de formação (Kirkpatrick, 1979). Os componentes do modelo de formação de Kirkpatrick estão resumidos na (Tabela 7).

Evaluation Level	Findings	Evaluation Tool
Reaction	✓ The nurses acknowledge the inconsistency in the handling CVAD insertion care and maintenance bundle ✓ Majority of the nurses participate in the training session around 200 staff, which was excellent participation, the training was designed to enhance the participation knowledge, behavioral and skills. ✓ The verbal & survey feedback indicated that the training was beneficial in the clinical practice, despite were a lot of interruptions during the trainings, either due to staff leaves, work load and fear from lack of knowledge and skills	✓ Verbal feedback of the staff ✓ Survey feedback ✓ Direct observation by infection control practitioner ✓ Monitoring the participation level
Learning	✓ The training was specific in how handling CVAD and was specific about all elements of CVAD care & maintenance bundle.	✓ Post training assessment Quiz.
Behavior	✓ The training and educational sessions had moderate impact on the nurses behavior. The RCA performed on CLABSI cases and study all factors (staff, patients ....etc) contributions to the case, then raised to corporate for further action	✓ Chart Review ✓ Discussing the cases in the monthly meeting ✓ Raising the issue to Corporate Adverse Medical outcome committee (Root Cause Analysis)
Results	✓ There was an improvement in the patient outcomes represented by decrease in incidence rate of CLABSI. ✓ Compliance with CVAD guidelines for insertion care and maintenance bundle has increased to 100%	✓ NDNQI CLABSI survey

Tabela 7. A avaliação do ensino segundo o modelo de Kirkpatrick.

Por outro lado, a observação, o feedback direto, a discussão em grupo de discussão (FGD) para avaliar a atitude e a perceção dos profissionais de saúde. As auditorias foram utilizadas para garantir o cumprimento e avaliar o desempenho do funcionário na implementação do pacote de cuidados e manutenção do CVAD. No inquérito, avaliámos os conhecimentos do pessoal antes e depois da formação. No entanto, a avaliação do conjunto de cuidados e manutenção do CVAD foi efectuada através de uma lista de verificação (Apêndice F, G). O processo global do projeto foi avaliado utilizando o ciclo PDSA de Deming, que foi utilizado como um ciclo de auditoria (Sale, 2005) para a governação clínica e a garantia de qualidade de todos os processos, a fim de assegurar um ajustamento contínuo para atingir os objectivos originais do projeto. O autor utilizou auditorias clínicas para medir a taxa de conformidade dos elementos do pacote de cuidados de inserção e manutenção do CVAD, o inquérito CLABSI da National Database of Nursing Quality Indicator (NDNQI) e as taxas de incidência de infecções, que reflectem os resultados dos doentes.

4.3.2.1.1 Lista de controlo da observação da conformidade dos PS.

- **Objectivos**

Para avaliar o cumprimento da oportunidade do elemento do pacote de cuidados e manutenção do CVAD na unidade de hematologia, foi seguida uma lista de verificação da observação do cumprimento por parte dos profissionais de saúde.

- **Metodologia**

A lista de verificação para o pacote de cuidados e manutenção do CVAD foi aprovada e incluía todos os sete elementos do pacote CVAD, nomeadamente a higiene das mãos, o local inspeccionado, o penso, o acesso ao cateter, o conjunto de administração, o cateter necessário e a lavagem com clorexidina a 2%. A lista de verificação (Apêndices F e G) não foi seguida pelos profissionais de saúde; a implementação bem sucedida ocorreu após o desenvolvimento das diretrizes e as sessões de formação para os profissionais de saúde. Além disso, as observações da conformidade dos profissionais de saúde foram efectuadas sem o seu conhecimento. Os observadores foram treinados (campeões) para serem objectivos e precisos na tomada de notas e na avaliação e havia campeões em todos os turnos.
A observação direta foi utilizada para monitorizar o cumprimento dos sete elementos do CVAD. Na lista de controlo, apenas os enfermeiros foram classificados como PS, uma vez que são os únicos profissionais de saúde com acesso aos dispositivos CVAD. A recolha de dados foi efectuada durante todos os turnos. Por último, o líder, na qualidade de presidente do controlo de infecções no GCC, efectuou a vigilância CLABSI todos os meses para determinar a incidência das taxas de infeção CLABSI antes e depois da formação.

4.3.2.1.2 Discussões de grupos de foco (FGD)

O método FGD é uma entrevista facilitada com a equipa de CVAD sobre tópicos ou questões específicas a serem discutidas e exploradas em profundidade (Bryman & Bell, 2007). Neste projeto, as percepções dos profissionais de saúde sobre o tratamento dos elementos do pacote de cuidados e manutenção do CVAD foram avaliadas antes e depois do projeto através de FGD.

- **Objectivos**

Compreender os factores culturais e comportamentais determinantes dos cuidados e do pacote de manutenção do CVAD entre os profissionais de saúde da unidade de hematologia do CCG.

Metodologia.

Os participantes são profissionais de controlo de infecções, enfermeiros clínicos especializados, membros da Qualidade e enfermeiros defensores. Além disso, o enfermeiro especialista em enfermagem clínica dirigiu e conduziu o debate, tendo um assistente registado as sessões e elaborado as actas das reuniões. Apresentações feitas sobre todos os casos identificados na unidade com análise de causa raiz apontada, participei nas sessões em que discutimos os casos de CLABSI e tentámos descobrir as suas causas. As principais considerações são: será que se trata de um fator humano que envolve a enfermagem ou o doente? Por outro lado, será um caso de doença co-mórbida? Apresentações sobre o cumprimento do pacote de cuidados e manutenção do CVAD e obtenção de feedback dos profissionais de saúde.

4.3.2.2 Recolha e análise de dados.

Todos os dados relativos ao projeto são armazenados em sistemas informáticos com proteção por palavra-passe. Como líder do projeto, tenho acesso total e privilégios de auditoria aos dados. Todos os dados foram registados manualmente em folhas de cálculo Excel, documentos Word ou apresentações de diapositivos PowerPoint. Os dados quantitativos foram analisados em termos de estatísticas descritivas, conforme necessário. As variáveis do estudo, tais como o número de dias de utilização do dispositivo, o número de dias de utilização do doente e o número de infecções, foram utilizadas para calcular o rácio de utilização do dispositivo (DUR) e as taxas de infeção CLABSI. Os dados compilados ou analisados foram utilizados para preparar tabelas, gráficos e figuras.

4.3.3 Resultados

O autor discutirá os resultados com base nos objectivos mencionados no Capítulo 1.

4.3.3.1 Revisão e modificação das diretrizes de prática clínica do CVAD

O autor reviu as diretrizes de prática clínica de CVAD existentes e instituiu modificações. Os cuidados específicos a cada tipo de CVAD foram pormenorizados nas novas diretrizes. As diretrizes existentes constituíam 11 páginas, ao passo que as diretrizes modificadas, que se destinavam principalmente aos enfermeiros, que são os principais prestadores de cuidados, consistiam em 33 páginas (Anexo E).

4.3.3.2 Taxas de conformidade dos elementos do pacote de manutenção do CVAD

[st]Garantir que todo o pessoal de enfermagem de hematologia cumpra 90% dos elementos do pacote de cuidados e manutenção do CVAD até 31 de março de 2015. Os resultados das auditorias clínicas do autor para medir a taxa de conformidade dos

elementos do pacote de cuidados e manutenção de inserção de CVAD são uniformemente excelentes em todos os sete elementos do pacote de CVAD: Higiene das mãos, local inspeccionado, penso, acesso ao cateter, conjunto de administração, cateter necessário, e lavagem com clorexidina a 2%. As auditorias ao conjunto de manutenção do CVAD realizadas durante julho e agosto de 2014 na unidade de hematologia são apresentadas na (Figura 5) e mostram que a conformidade foi de 90% ou superior em todas as categorias da lista de verificação. Colocando os nossos resultados em perspetiva, Zachariah et al. (2014) descobriram que uma taxa de conformidade auto-relatada de ≥95% estava associada a taxas CLABSI mais baixas.

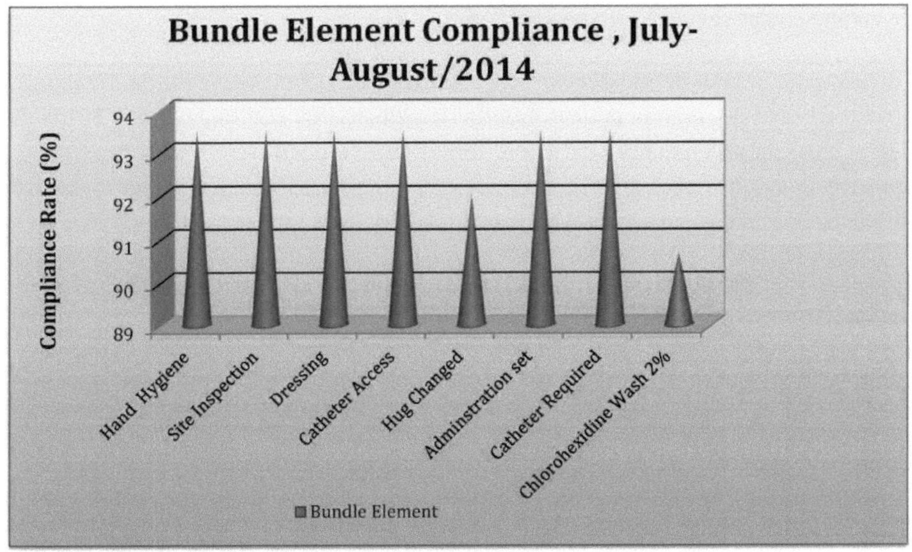

Figura 5. Taxa de cumprimento do pacote de manutenção do CVAD.

4.3.3.3 Taxas de incidência de CLABSI

Até 31st de março de 2015, reduzir a taxa de incidência de CLABSI do percentil 90% para o percentil 50% através da vigilância e da avaliação comparativa utilizando as normas do CDC-NHSN. Ao apresentar os resultados das taxas de CLABSI no CCG, foi adotado um plano pormenorizado que incluía a apresentação dos dados do Qatar em relação ao resumo dos dados do NHSN Benchmarking (O'Grady et al., 2011). Os dados apresentados, quer em forma de tabela quer em forma de gráfico, incluem o número real de infecções, dias de dispositivo e dias de doente, que foram utilizados para calcular as taxas de infeção DUR e CLABSI.

Os dados relativos a 2013, numa base mensal, são apresentados no (Anexo O). Embora as razões para a elevada taxa de infeção não sejam completamente compreendidas, estão muito provavelmente relacionadas com factores relacionados com os doentes e com os cuidados de saúde. No CCG, os casos são sobretudo de hematologia com neutropenia febril e muitos doentes não tomam banho regularmente enquanto estão internados. Os factores relacionados com os cuidados de saúde podem incluir uma baixa adesão à higiene das mãos, uma vez que o pessoal não esfrega adequadamente o cubo. Além disso, nem todas as linhas de produção são supervisionadas e a limpeza das camas não é feita corretamente pelo pessoal de limpeza. Não existiam diretrizes claras para os cuidados com o CVAD e havia alguns erros no documento de validação de competências seguido pelo pessoal.

Globalmente, a taxa de incidência de CLABSI em 2013 no CCG foi de 5 e situa-se abaixo da taxa de referência de 1,4 definida pelo NHSN (O'Grady et al., 2011). Os dados mensais apresentados na tabela foram transformados em dados trimestrais e apresentados sob a forma de gráfico na (Figura 6) para ilustrar a enormidade do problema em relação ao objetivo do projeto de gestão da mudança.

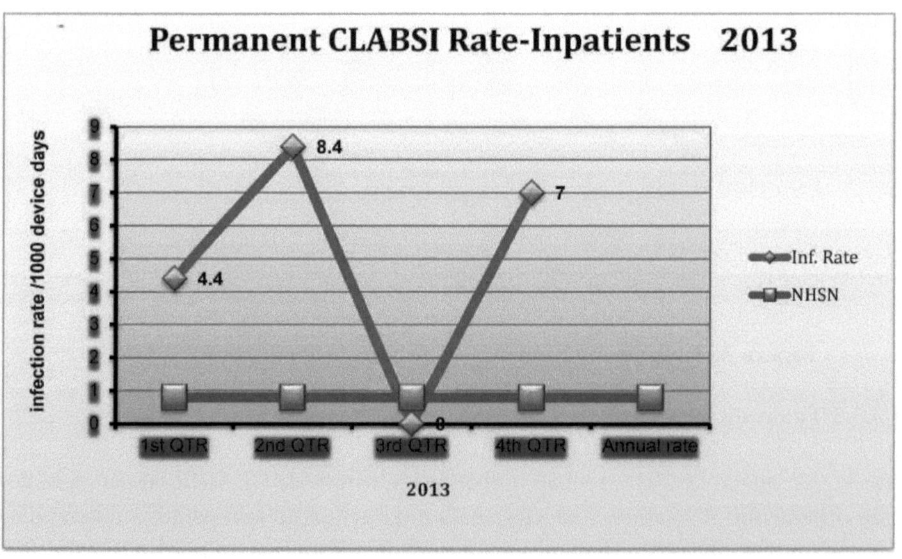

Figura 6. Taxas de Infeção em CLABSI Permanente 2013.

Após a implementação do plano de ação de gestão da mudança, tal como descrito em pormenor no capítulo 3, a incidência e as taxas de CLABSI foram medidas ao longo de 2014 e 2015. Os resultados analisados de forma comparativa são apresentados na

(Figura 7). Os dados agrupados numa base mensal, juntamente com as médias estatísticas e as normas de referência, também são apresentados na figura.

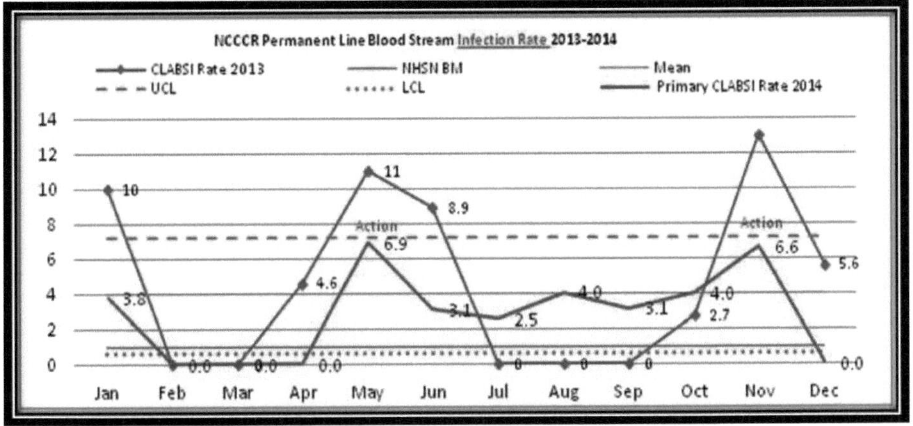

Figura 7. Taxa de Incidência de CLABSI em 2013 e 2014

A revisão e análise dos resultados de CLABSI apresentados na (Figura 7) sugerem que houve um total de 15 casos de CLABSI de janeiro de 2014 a dezembro de 2014 quando comparado com 21 infeções CLABSI para o mesmo período em 2013. Das 15 infeções em 2014, 10 estavam associadas a práticas de cuidados e 5 tinham outras fontes de infeção, como a lesão da barreira mucosa existente. A maioria dos doentes (93%) eram doentes hematológicos, um grupo de doentes de alto risco para CLABSI devido à neutropenia grave. Duas das 15 infecções notificadas estavam relacionadas com o facto de o doente manipular (desligar e ligar infusões IV) o CVAD durante as infusões. O número efetivo de infecções durante 2014, os dias do doente e os dias do dispositivo, juntamente com as taxas calculadas de DUR e de infecções CLABSI, são apresentados no (Anexo P).

Globalmente, os resultados sugerem que se registou uma diminuição notável de ~48% no número de CLABSI de janeiro de 2014 a dezembro de 2014, em comparação com os dados de 2013. (10 Vs. 21 casos). Para efeitos desta apresentação, as infeções CLASBI consideradas não relacionadas com os cuidados CVAD não foram tidas em conta na comparação com os dados de 2013. Dado que as taxas de CLABSI em 2014 ainda são muito elevadas, inaceitáveis e estão longe dos padrões de referência, continuamos a trabalhar diligentemente para reduzir ainda mais as taxas em 2015. As taxas dos primeiros três meses de 2015 são apresentadas na (Figura 8). Estamos optimistas quanto à possibilidade de reduzir ainda mais as taxas em 2015 para atingir o objetivo do nosso projeto de alcançar percentis zero.

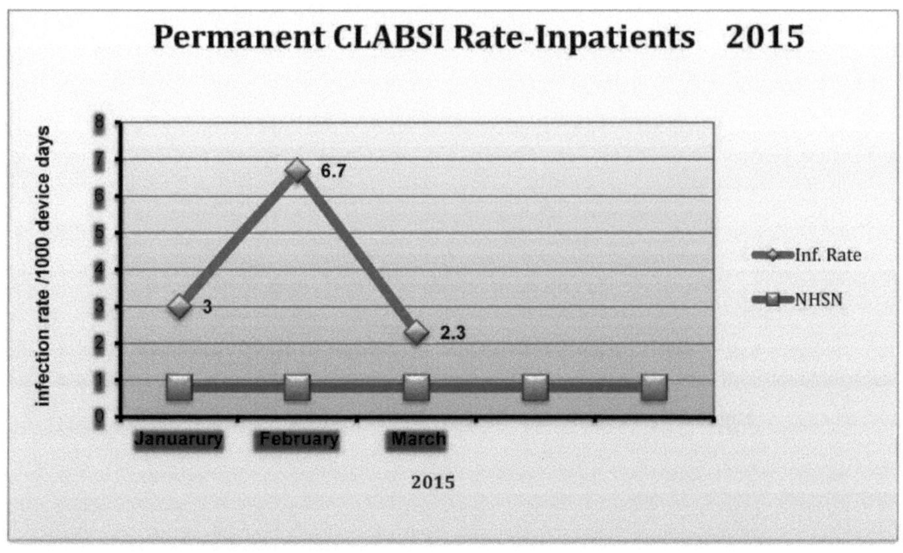

Figura 8. Taxas de Incidência de CLASBI para 2015.

Na sequência da revisão e análise dos dados de CLABSI de 2014, tomámos as seguintes medidas para reduzir ainda mais o problema das CLABSI no CCG: Maior colaboração entre o controlo de infecções, a gestão da qualidade, os executivos do hospital e os prestadores de cuidados de saúde, incluindo as equipas médicas. Além disso, monitorização das práticas de CVAD de acordo com as unidades, monitorização e vigilância das áreas clínicas pelos enfermeiros-chefes, identificação e seleção de potenciais enfermeiros de ligação e adaptadores precoces, aumento da presença de enfermeiros de ligação nas áreas clínicas e definição clara do seu papel. Aumentar a disponibilidade dos membros do núcleo nas unidades de cuidados de saúde para aconselhamento e supervisão. Continuar a vigilância e a auditoria das práticas, a notificação atempada, a investigação e a análise dos casos de CLABSI e continuar a envolver os enfermeiros na educação dos doentes.

4.3.3.4 Conclusão das sessões de formação e educação do pacote de cuidados e manutenção do CVAD.

O chefe de projeto e a equipa asseguraram que todo o pessoal do CCG completou as sessões de formação e educação sobre o pacote de cuidados e manutenção do CVAD. A Tabela 8 apresenta o relatório das sessões de formação e educação a que o pessoal assistiu.

Report : Education/Validation Phase 1/Validation Phase 2	Ward 1	Ward 2	DCU	PCU	UCU	ICU	BMT	Total
Total Number of staffs in the unit	57	58	25	27	23	15	1	206
Total number of staff completed Education Session	57	58	25	27	23	15	1	206
Total number of staff completed Phase 1 Validation	57	58	25	27	23	15	1	206
Total number of staff completed Phase 2	14	48	3	9	6	3	0	83
Partial completion of Phase 2	40	7	21	18	11	8	0	105

Tabela 8. Relatório de conclusão da sessão de formação e educação pelo pessoal

Além disso, foi utilizado o modelo de formação de Kirkpatrick para avaliar a eficácia da formação (Kirkpatrick, 1979) (Tabela 7).

4.3.3.5 Pontuação de satisfação pós-formação.

Até 30 deth de março de 2015, 25% ou mais do pessoal de enfermagem de hematologia atingiram, no mínimo, um grau de satisfação de 60% após a sessão de formação e educação. Após vários meses de implementação, as taxas de satisfação global do pessoal após a formação e educação foram impressionantemente superiores à meta e ao objetivo ideais, o que é mostrado na figura (9). 34 dos 35 inquiridos classificaram a sua formação sobre o conjunto de cuidados e manutenção do CVAD como satisfeita ou muito satisfeita (97%), em comparação com insatisfeita (3%).

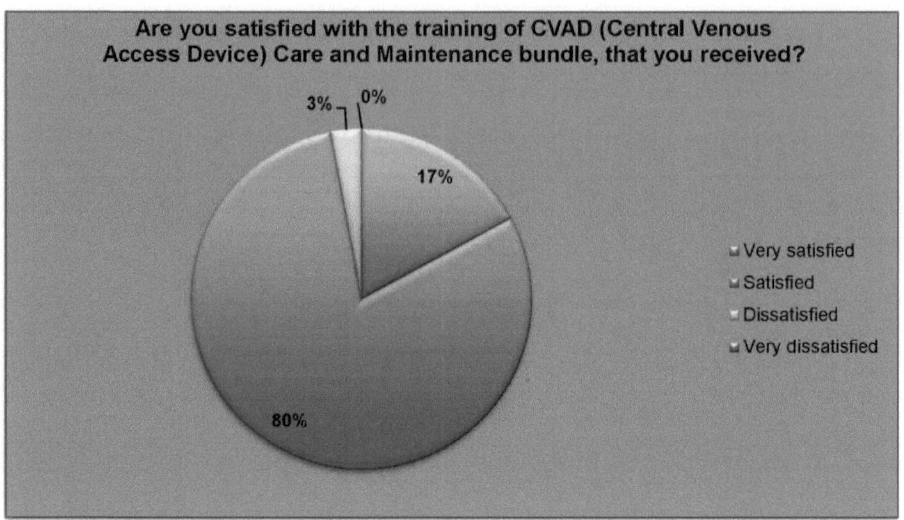

Figura 9. Taxa de satisfação após a formação e educação para o pacote de cuidados e manutenção do CVAD

4.3.3.6 Taxa global de conformidade com a higiene das mãos.

Até 31st de março de 2015, melhorar a taxa de cumprimento da higiene das mãos até 60% entre o pessoal de hematologia/oncologia, seguindo a implementação da estratégia de melhoria multimodal da OMS para a implementação da higiene das mãos. Também medimos o cumprimento geral da higiene das mãos entre médicos, enfermeiros e outros profissionais de saúde desde o início deste projeto como parte do pacote CVAD. Os resultados compilados numa base mensal e trimestral para 2014 e 2015 são apresentados na (Tabela 9). As tendências gerais para os três grupos, especialmente quando analisadas numa base trimestral, apontam para uma tendência consistente e de melhoria do cumprimento desde o início do projeto. Por exemplo, a conformidade da higiene das mãos entre os médicos era de 74% no 1st trimestre de 2014 e melhorou para 84% no 4th trimestre de 2014. Não é de surpreender que os profissionais de saúde, exceto médicos e enfermeiros, tenham registado a taxa de conformidade mais baixa, de 63%, no 1st trimestre de 2014, mas melhoraram para 85% no 4th trimestre de 2014. O autor do presente relatório considera que as práticas de gestão da mudança tiveram efetivamente um forte impacto nestes trabalhadores. Os nossos dados sobre a adesão do pessoal à higiene das mãos estão em consonância com os relatados por Johnson et al. (2014), que também estudaram uma abordagem multifacetada semelhante ao nosso projeto.

Overall Hand Hygiene compliance-Year 2014-NCCCR

	JAN	FEB	MAR	Q1 2014	APR	MAY	JUN	Q2 2014	JUL	AUG	SEPT	Q3 2014	OCT	NOV	DEC	Q4 2014
Physicians	66	72	83	74	85	90	78	84	69	80	85	81	89	78	86	84
Nurse	80	85	81	82	87	88	91	88	82	87	89	88	94	87	89	88.7
Others	56	68	65	63	59	61	70	63	70	82	81	81	78	85	89	85
Overall Rate				73				78				83				86

Overall Hand Hygiene compliance-Year 2015-NCCCR

	JAN	FEB	MAR	Q1 2015	APR	MAY	JUN	Q2 2015	JUL	AUG	SEPT	Q3 2015	OCT	NOV	DEC	Q4 2015
Physicians	88.21	84.93														
Nurse	80.58	81.59														
Others	73.71	83.17														
Overall Rate	80.83	83.23														

Tabela 9. Conformidade geral com a higiene das mãos.

4.3.3.7 Inquéritos de satisfação do pessoal

Os resultados dos inquéritos de satisfação do pessoal, apresentados no Apêndice N, realizados no âmbito do presente projeto, foram compilados em questionários. Os resultados do inquérito, recolhidos junto de todos os 36 membros do pessoal que prestam cuidados ao CVAD através de um inquérito online facilitado pelo Survey Monkey, abrangeram 22 perguntas, todas elas concebidas para obter respostas de satisfação dos participantes antes e depois da intervenção, no que diz respeito aos cuidados ao CVAD, à educação e às percepções de CLABSI. Uma vez que não é prático incluir todos os resultados no corpo principal deste capítulo, são apresentados abaixo itens selecionados entre os 22. Além disso, foi utilizado o teste Wilcoxon Matched - Pairs Signed Ranks para analisar as respostas pré e pós-intervenção e demonstrou-se a sua significância.

4.3.3.7.1 Avaliar os conhecimentos.

Os resultados do inquérito, apresentados na figura (10), sugerem que um número significativo de profissionais de saúde do CCG se considera bastante conhecedor do conjunto de cuidados e manutenção do CVAD, mesmo antes da formação. Vinte dos 33 inquiridos classificaram os seus conhecimentos sobre o conjunto de cuidados e manutenção do CVAD como bons ou excelentes (60%) antes da formação. Após a formação, 27 dos 28 inquiridos classificaram os seus conhecimentos sobre o feixe de manutenção e cuidados com o CVAD como bons ou excelentes (~96%), Z= 4,391 e o valor P 0,0000 foram estatisticamente significativos. Embora os aumentos após a formação sejam substanciais (60% a 96%), os resultados são tão espectaculares como o autor imaginou. Estudos anteriores realizados por Bianco et al. (2013) verificaram que os conhecimentos sobre CVADs e prevenção de CLABSI entre os profissionais de saúde variavam entre 43% e 72,9% e os nossos resultados estão em linha ou mesmo acima destes dados. Tendo em conta que os nossos profissionais de saúde obtiveram pontuações mais elevadas do que o intervalo relatado, os resultados são um testemunho da resiliência e dos conhecimentos sobre cuidados de saúde dos profissionais de saúde do GCC.

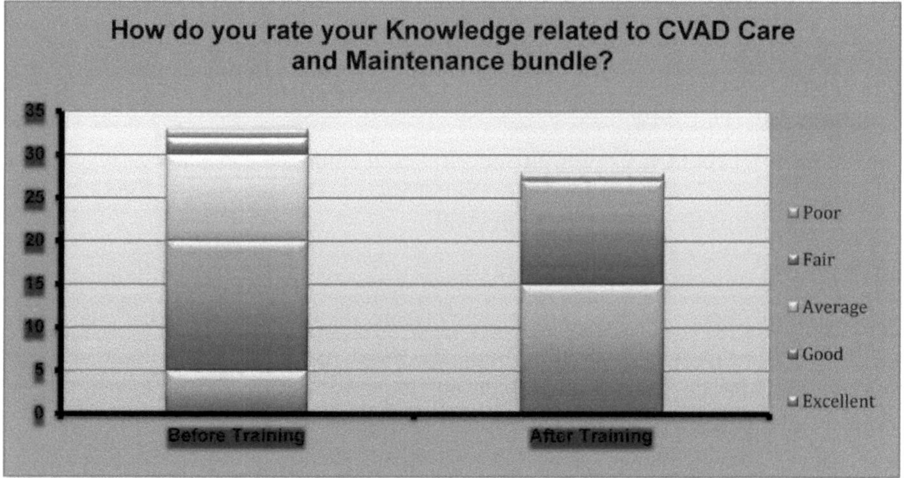

Figura 10. Conhecimentos dos profissionais de saúde sobre o conjunto de cuidados e manutenção do CVAD antes e depois da formação no GCC no Qatar.

4.3.4 Plano de divulgação

O público-alvo para a divulgação dos resultados do nosso projeto é: As partes interessadas principais e imediatas, como os doentes, os enfermeiros, os médicos e outros profissionais de saúde. Além disso, a direção do centro oncológico e os responsáveis políticos do governo.

Tencionamos implementar diferentes métodos para divulgar o problema da GABI no Qatar e os resultados do nosso estudo como uma potencial solução. Para as partes interessadas imediatas, nomeadamente doentes, enfermeiros, médicos e outros profissionais de saúde, realizaremos reuniões, debates em grupos de reflexão e sessões de informação para divulgar amplamente os resultados dos nossos estudos. O mesmo grupo de pessoas receberá informações através de cartazes, panfletos, circulares e correio eletrónico.

Para divulgar as informações aos gestores e aos responsáveis políticos do governo, prepararemos um relatório conciso dos resultados com um breve resumo executivo (Quadro 10. Plano de divulgação).

WHO		HOW	WHAT	WHEN
Person responsible	**Target audience**	**Dissemination tool**	**Plan**	**Time frame**
Project leader	HCWs	Manuscripts	Publications in peer-reviewed journals	In 6 months
Project leader	HCWs	Oral/poster presentations	Presentations in Scientific Conference	Within an year
Project leader	HCWs	Clinical guidelines formation	Policy Brief and Recommendations	In 6 months
Project leader	HCWs	Departmental meetings briefing, e-mails, posters	Project presentation-departmental	In two months
Project leader	Public, HCWs	Interview/ presentation	Articles in local, national and International press	After top level approval
Project leader	HCWs	Newsletter, circulars	Intranet	In two months
Project leader	HCWs	Newsletter	Internal Newsletters	In two months
Project leader	Administration	Reports	Project Steering Committee meetings	In two months

Tabela 10. Plano de divulgação do projeto

4.4 Resumo e conclusão

Consistente com estudos da literatura (Bianco et al., 2013) que exploraram o conhecimento, as práticas baseadas em evidências e as atitudes dos profissionais de saúde em relação aos cuidados e à manutenção de CVADs e à prevenção de CLABSI, os resultados apresentados no Capítulo 4 sugerem fortemente que cumprimos com sucesso os objectivos originais do nosso projeto de: Planear e implementar o pacote de cuidados e manutenção do CVAD, rever as diretrizes de prática clínica do CVAD existentes e reformulá-las para se alinharem com as normas do CDC-NHSN, alcançar uma conformidade de 90% do pessoal de enfermagem de hematologia com as diretrizes de cuidados do CVAD, garantir que todo o pessoal de enfermagem de hematologia completa as sessões de formação e educação do pacote de cuidados e manutenção do CVAD, aumentar a conformidade com a higiene das mãos e garantir que o pessoal de enfermagem de hematologia com >60% de pontuação de satisfação nas sessões de formação e educação.

Os resultados do estudo em termos de redução da taxa de incidência de CLABSI do percentil 90 para o percentil 50 através da vigilância e da avaliação comparativa utilizando as normas do CDC-NHSN (O'Grady et al., 2011) foram mistos. No entanto, os resultados podem ser considerados um sucesso qualificado, uma vez que se registou uma diminuição notável de ~48% no número de CLABSI em 2014, em comparação com os de 2013. Estamos muito optimistas quanto à possibilidade de reduzir ainda mais as taxas em 2015 e nos anos seguintes, para atingir o objetivo de 50th percentil.

Capítulo 5

Discussão e conclusão

5.1 Introdução

O problema das CLABSI é um desafio, com o Centro de Controlo e Prevenção de Doenças (CDC, 2015) a estimar em 30 100 casos anuais, só nos Estados Unidos, em contextos de cuidados agudos. Sendo uma das principais causas de infecções hospitalares (Fraser & Gordon, 2011), o problema das CLABSI é muito pior nos países desenvolvidos, com uma incidência de CLABSI que varia entre 3,7% e 11,6% (The Joint Commission, 2012). Além disso, as CLABSI causam uma morbilidade significativa. A taxa de mortalidade é elevada, estimada em cerca de 12,3% dos casos no mundo desenvolvido e em 50% nos países em desenvolvimento (The Joint Commission, 2012).

Um estudo num único centro das UCI de um hospital de nível terciário em Abu Dhabi, nos Emirados Árabes Unidos, revelou uma média de 2,99 casos (Reddy et al., 2014). No Hospital Al-Amal, no Qatar, foram registados 39 casos de CLABSI num período de vigilância de 3 anos em doentes com neoplasias hematológicas e 4 dos doentes morreram (Yassin et al., 2011). Assim, existe uma pressão internacional e local para melhorar o desempenho e os resultados dos doentes na incidência de CLABSI, uma vez que o Qatar subscreveu o desafio global da Organização Mundial de Saúde em matéria de segurança dos doentes, conhecido como Clean Care is Safer Care (OMS, 2008). O Qatar, bem como muitos outros países do Médio Oriente, também se comprometeram a abordar as CLABSI e outras infecções hospitalares no âmbito do primeiro desafio global de segurança dos doentes.

A melhoria da prática clínica através da instituição de alterações nas diretrizes de cuidados clínicos foi tentada várias vezes no passado no Qatar e nos países do Médio Oriente, mas os esforços foram largamente mal sucedidos. A aceitação, a adesão e a conformidade com a qualidade foram baixas, uma vez que muitos profissionais de saúde desempenhavam as suas tarefas da forma a que estavam habituados ou preferiam e, por isso, resistiram a diretrizes ou protocolos que visavam a implementação de práticas baseadas em provas (EBP) que normalizassem a prática clínica.

Os autores revisitaram o problema da CLABSI no Qatar, no GCC, através de uma abordagem abrangente da revisão das práticas actuais e da competência do pessoal em matéria de CVAD, do desenvolvimento de uma equipa central de CVAD, da revisão das diretrizes existentes em matéria de CVAD, da revisão dos formulários de avaliação de competências existentes, da formação dos enfermeiros e do pessoal de cuidados de saúde e da implementação de elementos do pacote de cuidados e manutenção de CVAD.

Neste capítulo, o autor discutirá o impacto do projeto na organização; elaborará os pontos fortes e as limitações do projeto de mudança e apresentará recomendações para investigação futura.

5.2 Impacto do projeto

As implicações e o impacto do projeto de investigação do autor são vastos. Em primeiro lugar, o projeto é único no Qatar, com um número de variáveis amplamente estudadas e implementadas para estudar o seu impacto nas taxas de CLABSI. Em segundo lugar, o estudo avalia a profundidade do problema no Centro de Oncologia do Qatar. Em terceiro lugar, o estudo realça o significado e a importância de uma abordagem abrangente, em especial nos países em desenvolvimento do Médio Oriente, incorporando várias medidas de uma só vez, tal como descrito. Em quarto lugar, a revisão e a análise dos resultados do nosso projeto sublinham a complexidade dos CLABSI e os difíceis desafios para reduzir a taxa de incidência.

Os resultados do nosso projeto podem também ajudar a explicar por que razão os esforços anteriores para atenuar os graves problemas relacionados com as taxas de CLABSI no Qatar não foram bem sucedidos (Yassin et al., 2011). Com base nos resultados do nosso projeto, é imperativo que os futuros projectos no Qatar adoptem a nossa abordagem abrangente para diminuir as CLABSI adquiridas no hospital, particularmente em doentes com cancro e doenças hematológicas.

5.2.1 Partes interessadas

O principal beneficiário do nosso projeto e do seu êxito considerável na redução das taxas de CLABSI no Centro de Oncologia do Qatar é a população de doentes nas enfermarias hematológicas. À medida que o problema for atenuado através de alterações introduzidas e implementadas com a devida diligência, esperamos que a morbilidade e a mortalidade associadas à CLABSI diminuam. Consideramos que os doentes, enquanto alvo principal e beneficiário, têm de compreender melhor os nossos resultados e dar o seu contributo para o controlo das taxas de CLABSI. Por exemplo, o nosso projeto descobriu que duas das 15 infecções por CLABSI comunicadas em 2014 estavam relacionadas com a manipulação do CVAD pelo doente (desconexão e ligação de infusões intravenosas) durante as infusões. Os doentes têm de compreender as implicações perigosas das suas acções e devem abster-se de as realizar.

Os segundos intervenientes mais importantes no nosso projeto são os enfermeiros, os médicos e outros profissionais de saúde. Sendo os principais agentes de mudança e as únicas pessoas em contacto direto com o CVAD, as suas acções, percepções e educação podem ter um impacto significativo no sucesso do projeto. Os resultados do nosso projeto corroboram os efeitos positivos da formação do pessoal, tal como anteriormente referido (Faruqi et al., 2012), nos cuidados com o CVAD e nos pacotes de prevenção, reduzindo o risco de CLABSI.

A Direção do Centro de Oncologia, enquanto parte interessada indireta, mas fundamental, no resultado positivo do nosso projeto, mostrou-se muito disponível e incentivou o projeto desde o início. O autor e principal impulsionador deste projeto obteve o apoio da direção do Cancer Centre para empreender e executar o projeto como um esforço multidisciplinar executado através da formação de uma equipa CVAD constituída pelo presidente do controlo de infecções, profissionais de controlo de infecções, enfermeiros educadores, médicos hematologistas, diretor de enfermagem e médicos de doenças infecciosas. Dado que o custo do tratamento e da gestão de um caso de CLABSI e das suas complicações pode ascender a 7 000 a 29 000 dólares (Allen-Bridson, 2014), os resultados do nosso projeto devem ser muito apelativos para a gestão, que tende a analisar os resultados em termos de custos e poupanças financeiras.

Por último, os decisores políticos do Governo, apesar de estarem um pouco distantes das taxas de CLABSI no Qatar e dos objectivos e resultados do nosso projeto, o autor espera que tomem nota e reconheçam a importância do nosso projeto na redução das CLABSI no Qatar. Os decisores políticos do Governo do Qatar, enquanto signatários do desafio global da Organização Mundial de Saúde em matéria de segurança dos doentes, conhecido como Clean Care is Safer Care (OMS, 2008), têm fortes incentivos para reconhecer os resultados do nosso projeto e podem mesmo promovê-los em fóruns nacionais e internacionais. Do nosso ponto de vista, as reduções bem sucedidas de CLABSI alcançadas no nosso projeto devem impulsionar os decisores políticos a prever e apoiar projectos semelhantes em todo o Qatar.

5.2.2 Prática

Ao traduzir os resultados do nosso projeto em cuidados clínicos e boas práticas no CCG, já começámos a implementar determinados procedimentos e práticas considerados importantes para reduzir os CLABSI. As práticas incluem: Maior colaboração entre o controlo de infecções, a gestão da qualidade, os executivos do hospital, os prestadores de cuidados de saúde e as equipas médicas; Monitorização das práticas de cuidados com o CVAD de acordo com as unidades individuais do hospital, para além da monitorização e vigilância das áreas clínicas pelos enfermeiros-chefes; Identificar e selecionar enfermeiros de ligação e adaptadores precoces para promover melhores práticas de cuidados com o CVAD e aumentar a presença de enfermeiros de ligação nas áreas clínicas e definir claramente o seu papel; Continuar a melhorar a vigilância, as práticas de auditoria, a notificação atempada, a investigação e a análise dos casos de CLABSI; continuar a envolver os enfermeiros e outros profissionais de saúde na educação dos doentes.

Segue-se uma breve descrição das acções futuras e dos próximos passos em matéria de boas práticas clínicas para os cuidados CVAD, não só no CCG, mas também em todo o Qatar; dar visibilidade aos cuidados CVAD e à sua importância para a redução de CLABSI. Além disso, continuar com o projeto CLABSI no CCG no Qatar e envolver outros hospitais que prestam serviços CVAD no Qatar para que adoptem as práticas do nosso projeto. Desenvolver, racionalizar e implementar os novos mecanismos de notificação de CLABSI em todas as partes interessadas e abordar as questões prioritárias identificadas na monitorização do pacote CVAD.

5.2.3 Teoria

O projeto, tal como concebido e realizado pelo autor, baseou-se fortemente em determinados princípios teóricos defendidos na literatura. Os estudos do nosso projeto sobre a melhoria da qualidade dizem respeito a estratégias, princípios ou métodos que permitem uma abordagem sistemática e orientada por dados para melhorar os resultados e processos clínicos desejados (Conner, 2014). Consequentemente, adoptámos a utilização do ciclo Planear-Fazer-Estudar-Agir (PDSA) (Fakih et al., 2013; HSE, 2009).

A transposição da prevenção baseada em evidências para a prática implica uma avaliação crítica das evidências e a sua integração com os conhecimentos clínicos, bem como com os valores e as preferências dos doentes (Stevens, 2013). O nosso projeto adoptou o modelo de tradução que envolve um método de listas de verificação e instrumentos de medição (Kirkpatrick, 1979).

Por último, a literatura sobre o processo de mudança fornece informações sobre as estratégias para uma gestão da mudança bem sucedida, uma vez que as modificações nas formas de pensar e de atuar têm de ser adoptadas pelos indivíduos para se tornarem a nova norma (Peirson et al., 2012). Por conseguinte, adoptámos práticas de melhoria da qualidade e práticas baseadas na evidência no nosso projeto para reduzir com êxito as taxas de CLABSI no GCC no Qatar.

5.3 Pontos fortes do projeto

Este projeto bem sucedido demonstrou uma série de pontos fortes. O facto de o líder do projeto ser um clínico experiente em doenças infecciosas e presidente do departamento de controlo de infecções é um ponto forte importante; o poder da posição foi necessário em muitas fases para facilitar o sucesso. A líder foi bem sucedida na introdução do pacote de cuidados e manutenção do CVAD e a sua subsequente nomeação como agente principal da estratégia granjeou-lhe credibilidade e respeito. As competências da líder enquanto presidente especialista em controlo de infecções ajudaram-na a analisar e a categorizar as personalidades, preferências e comportamentos do pessoal. Isto deu-lhe a capacidade de estudar a resistência e o impulso ocultos, a fim de os utilizar para um melhor planeamento e comunicação. Além disso, o forte empenho da liderança foi a força motriz deste projeto, tanto a nível nacional como organizacional. Além disso, um CCG bem estruturado, políticas claras e uma hierarquia de gestão foram uma mais-valia para o projeto.

Nos últimos anos, a utilização de um pacote na redução de CLABSI como iniciativa de mudança tem normas baseadas em provas para o seu conteúdo. Quando combinado com a formação e o envolvimento do pessoal, uma boa liderança, a avaliação das competências, o feedback periódico e as auditorias (Dumyati et al., 2014), o sucesso do projeto é garantido, como no caso presente. A visão é apoiada pelo SCH, GCC, que é acreditado pela JCI, e em colaboração com o IHI; realizando uma campanha que reúne a equipa multidisciplinar (enfermeiros, médicos e partes interessadas), destacando os tópicos de redução de CLABSI e diferentes factores que levam à sua melhoria e partilhando histórias de sucesso de diferentes unidades e organizações. Além disso, foram reafectados mais recursos a este projeto, como o fornecimento de materiais, o laboratório de simulação, a lavagem com clorexidina e toalhetes, e vários workshops para manter a sustentabilidade do projeto.

O GCC é um hospital de subespecialidade para doentes de hematologia/oncologia. Por ser um serviço pioneiro no Estado do Qatar, atrai a atenção e o apoio das partes interessadas. A relação entre os membros da equipa era muito forte, com um nível positivo de confiança e lealdade, que são importantes para um trabalho de equipa bem sucedido (Vukmir, 2006). A presença de uma equipa multidisciplinar e de conhecimentos especializados foi considerada uma oportunidade de marketing na redução das taxas de infeção, bem como no aumento da taxa de satisfação entre os profissionais. O envolvimento da equipa de qualidade e das partes interessadas na equipa desde o início do projeto ajudou a facilitar a mudança.

O ponto forte do projeto foi também a utilização de um modelo de gestão da mudança baseado em provas (HSE, 2008) e de ferramentas de gestão do projeto, como o campo de forças, a análise SWOT e a análise das partes interessadas, que ajudaram muito a compreender e a planear uma mudança bem sucedida num ambiente complexo e difícil em que o projeto funcionava. A literatura apoiou a implementação do pacote de cuidados e manutenção do CVAD. As atitudes, os valores e as crenças de uma organização podem tanto apoiar como resistir à mudança. Diferentes profissionais de saúde provêm de culturas diferentes, o que cria subculturas numa organização (Horsburgh et al., 2006). Por conseguinte, é necessário um pensamento estratégico para lidar com todos os tipos de culturas, a fim de unificar o objetivo. No entanto, isto foi privilegiado porque a equipa era constituída por diferentes profissionais de saúde e de diferentes níveis, mas todos da mesma organização, que é uma cultura burocrática que respeita muito a autoridade. Além disso, a realização de uma reunião formal semanal na fase inicial para gerar feedback e partilhar experiências, o que garante a aprendizagem contínua e a avaliação do desempenho.

Este projeto beneficiou muito com a ênfase de Kotter na formação de uma forte coligação de orientação. O modelo HSE enfatiza de forma importante a razão pela qual um líder deve dar o exemplo.

5.4 Limitações do projeto

A implementação do modelo de mudança, com novas orientações e políticas e um mecanismo de acompanhamento e avaliação contínuos, constituiu um verdadeiro desafio devido à resistência à mudança e à tolerância em relação ao estado atual. Além disso, a necessidade de formação é morosa e demorou vários meses, apesar de vários funcionários terem sido recrutados durante a implementação do projeto. A recente construção das unidades na organização, que leva muito tempo e a deslocação dos doentes de uma unidade para outra, foi um fator limitativo para que a auditoria da manutenção do CVAD atingisse os 100%.

Mudar a liderança é um desafio difícil devido à resistência e aos conflitos entre os principais intervenientes, como o diretor de enfermagem, o médico e o diretor executivo. A nomeação de um DEA para a qualidade e segurança dos doentes demorou muito tempo na fase inicial, quando o líder do projeto enfrentou dificuldades para implementar a mudança. Por outro lado, o poder de posição e um estilo de liderança autocrático não funcionaram com êxito no início devido à relação do líder com os empregados. No início do projeto, houve falta de alguns recursos, como toalhetes de clorexidina e kits de manutenção localizados numa área, mas mais tarde os problemas foram resolvidos. Além disso, outra dificuldade foi a cultura dos doentes, a grande diversidade de doentes e o facto de a maioria dos doentes ser da unidade de hematologia. Como têm neutropenia e um cateter central permanente, desenvolveram febre, o que se deve principalmente a "dificuldades" em convencer os doentes a tomar banho. É um dos factores do aumento de CLABSI.

Todo o processo de implementação foi efectuado no GCC, unidade de hematologia, para a linha central permanente. Assim, os enfermeiros da unidade tinham um controlo total do processo, mesmo preenchendo a lista de verificação do pacote de elementos CVAD, sendo o único controlo que o controlo de infecções irá auditar e dar feedback aos enfermeiros. Além disso, o facto de o projeto ter começado em janeiro de 2014 levou muito tempo a avaliar as competências do pessoal, o que constitui uma das limitações, uma vez que o número de enfermeiros era de cerca de 200, pelo que a avaliação de competências, a formação e o feedback foram muito demorados.

5.5 Recomendações

A partir das experiências de várias questões e encontros confrontados neste projeto de mudança, o autor fez várias recomendações para futuros projectos de mudança, como se segue: A combinação do estilo de liderança transformacional e transacional, que dá à organização a flexibilidade necessária para utilizar diferentes tipos de poder do líder de acordo com as situações. Utilizar um quadro de governação clínica; este reúne todos os elementos importantes da gestão de um projeto numa ação sinérgica, que envolve liderança, comunicação, aprendizagem e educação, orientações e elaboração de políticas e auditoria. Além disso, assegure a existência de sistemas (departamentos de tecnologias da informação e epidemiologistas) para apoiar o programa de vigilância de CLABSI. Promover um ambiente livre de culpas, para permitir que os profissionais de saúde se manifestem e comuniquem quase-acidentes e erros sem receio ou castigo. Além disso, encorajar a utilização de ligações de redes sociais, como o correio eletrónico "share point" ou a aplicação "What's App", para facilitar o percurso da coligação de equipas em direção aos objectivos e metas pretendidos e dar aos enfermeiros e outros profissionais de saúde a possibilidade de interromperem a colocação de cateteres venosos centrais se houver uma violação dos protocolos durante as inserções e se tal não representar uma ameaça para a vida.

Para melhorar os resultados, implementar um estudo abrangente que envolva todos os factores que afectam a adesão à lista de verificação do conjunto de cuidados e manutenção do CVAD, ou com outras ferramentas. Considerar a utilização ou a integração do modelo NHS ou do modelo Meta, com ênfase na liderança e na avaliação contínua. Criar uma estratégia para um sistema de recompensas no contexto de uma abordagem transformacional e aumentar a visibilidade dos cuidados e dos pacotes de manutenção de CVAD na redução de CLABSI em todas as regiões do Qatar. Incentivar outros hospitais que prestam serviços de CVAD no Qatar a adotar as práticas do nosso projeto. Além disso, continuar com o projeto CLABSI no GCC no Qatar para determinar se as taxas CLABSI de percentil zero são alcançáveis. Educar o público, os doentes e os profissionais de saúde sobre os perigos da CLABSI e os mecanismos da sua prevenção. Por último, assegurar que a educação e a formação adequadas sobre a prevenção de CLABSI são desenvolvidas e fornecidas aos doentes e às famílias, e não apenas aos profissionais de saúde.

5.6 Resumo e conclusão

Entre os factores internos e externos mais importantes que podem perturbar o êxito de quaisquer iniciativas de melhoria destinadas a reduzir ou eliminar as CLABSI, contam-se a cultura de segurança, a liderança, as equipas multidisciplinares e os trabalhos de equipa eficazes, a responsabilização dos profissionais de saúde, a capacitação, a disponibilidade de recursos, a recolha de dados e o feedback das CLABSI, as políticas e os procedimentos e o envolvimento dos doentes e das famílias, que podem ser mais facilmente alcançados no âmbito de um quadro de governação clínica.

Este projeto teve como objetivo melhorar a conformidade do pacote de cuidados e manutenção do CVAD para reduzir ou eliminar CLABSI como primeiro passo, considerando o uso de uma abordagem sistemática e multidisciplinar para identificar, priorizar e eliminar as barreiras locais que podem reduzir a adesão às diretrizes clínicas, por meio de fornecer aos HCWs treinamento e educação sobre como implementar todos os elementos do pacote, a taxa de conformidade de todos os elementos do pacote mostrou melhora gradual ao longo do tempo em torno de 93% na maioria dos elementos. Além disso, partindo da taxa de incidência das infecções na linha de base (média de 2013, 5), para atingir a sua avaliação mínima pós-intervenção (média de 2014, 4,34). A introdução do pacote CVAD na revisão sistemática em doentes oncológicos (Schiffer et al., 2013) foi particularmente bem sucedida e tornou-se o método preferido.

Além disso, estes resultados indicaram que a aplicação sistemática do modelo de mudança e das estratégias do pacote CVAD, combinada com a formação e o envolvimento do pessoal, uma boa liderança, a avaliação das competências, o feedback periódico e as auditorias (Dumyati et al., 2014), está associada à melhoria do cumprimento da CVAD e pode ter um impacto positivo. Tal como fizemos no nosso projeto, temos de manter a sustentabilidade.

De um modo geral, os nossos resultados são satisfatórios, uma vez que se registou uma diminuição notável de ~48% no número de CLABSI de janeiro de 2014 a dezembro de

2014, em comparação com os dados de 2013. Mais importante ainda, o nosso projeto alcançou quase 100% de sucesso na realização da maioria, se não de todos, os objectivos relacionados com o planeamento e a implementação do pacote de cuidados e manutenção do CVAD, assegurando 90% de participação do pessoal de enfermagem de hematologia, revendo as diretrizes de prática clínica do CVAD existentes e reformulando-as para se alinharem com as normas do CDC-NHSN, alcançando uma conformidade de 90% do pessoal de enfermagem de hematologia com as diretrizes de cuidados do CVAD e assegurando que todo o pessoal de enfermagem de hematologia completa as sessões de formação e educação do pacote de cuidados e manutenção do CVAD.

Em conclusão, o autor acredita firmemente que o projeto foi bem concebido, investigado, planeado, implementado e apresentado. Embora os resultados do nosso estudo, em termos de redução da taxa de incidência de CLABSI do percentil 90 para o percentil 50 e de cumprimento das normas de referência do CDC-NHSN (O'Grady et al., 2011), tenham sido mistos, esperamos que os resultados do nosso estudo impulsionem as autoridades de saúde e as direcções dos hospitais do Qatar a resolver o problema nos próximos anos. Estamos muito optimistas quanto ao facto de as taxas poderem ser reduzidas ainda mais em 2015 e nos anos seguintes, para atingir o objetivo de 50th percentil em todos os hospitais do Qatar.

Referências

Adams, T., Williams, M., Brown, V., Wood, S., Tate, A., McElroy, J., ... Rutala, W. (2010). Utilização de metodologias de melhoria da qualidade Lean/Six Sigma para reduzir as infecções da corrente sanguínea associadas à linha central (CLABSI) num hospital pediátrico. *American Journal of Infection Control, 38*(5), E112 doi: http://dx.doi.org/10.1016Zj.ajic.2010.04.159..

Allen, G.B., Miller, V., Nicholas, C., Hess, S., Cordes, M.K., Fortune, J.B., Ricci, M. (2014). Uma estratégia multicamadas de treinamento em simulação, consolidação de kits e documentação eletrônica está associada a uma redução nas infecções da corrente sanguínea associadas à linha central. *American Journal of Infection Control, 42*, 643-648. doi: http://dx.doi.org/10.1016/j.ajic.2014.02.014.

Allen-Bridson, K. (2014). Vigilância da infeção da corrente sanguínea associada à linha central do NHSN em 2014. Obtido de http://www.cdc.gov/nhsn/PDFs/training/training-CLABSI-2014-with-respostas- BW.pdf

Al-Sawai, A. (2013). Liderança dos profissionais de saúde: Where do we stand? *Jornal Médico de Omã, 28*(4), 285-287. doi: 10.5001/omj.2013.79

Ballam, Y., Ilboudo, C., & Olson-Burgess, C. (2014). As taxas de infeção da corrente sanguínea associada à linha central de hematologia / oncologia (Hem / Onc) (CLABSI) são afetadas pelas definições da National Health Safety Network (NHSN) de 2013. *American Journal of Infection Control, 42*, S29-S166. doi: http://dx.doi.org/10.1016Zj.ajic.2014.03.134

Barrell, C., Covington, L., Bhatia, M., Robison, J., Patel, S., Jacobson, J.S., . Saiman, L. (2012). Estratégias preventivas para infecções da corrente sanguínea associadas à linha central em receptores pediátricos de transplante de células estaminais hematopoiéticas. *American Journal of Infection Control, 40*, 434439 . doi: 10.1016/j.ajic.2011.06.002.

Bamford, D., & Daniel, S. (2005). Um estudo de caso da eficácia da gestão da mudança no NHS. *Journal of Change Management*, 5(4), 391-406.

Barrera, L., Zingg, W., Mendez, F., & Pittet, D. (2011). Eficácia de uma estratégia de promoção da higiene das mãos utilizando esfoliante à base de álcool em 6 unidades de cuidados intensivos na Colômbia. *American Journal of Infection Control, 39*, 633-639. doi:

10.1016/j.ajic.2010.11.004.

Bastable, S.B., Gramet, P., Jacobs, K., & Sopczyk, D.L. (2011). *O profissional de saúde como educador: Princípios de ensino e aprendizagem*. Sudbury, MA: Jones & Bartlett Learning.

Bendersky, C. (2007). Complementarities in organizational dispute resolution systems. *Industrial and Labor Relations Review*, 60, 204-224.

Bhat, A.B., Verma, N., Rangnekar, S. e Barua, M.R. (2012). Estilo de liderança e processo de equipa como preditores da aprendizagem organizacional. *Team Performance Management*, 18(7/8), 347-369.

Bianco, A., Coscarelli, P., Nobile, C.G.A., Pileggi, C., & Pavia, M. (2013). A redução do risco em infecções da corrente sanguínea associadas à linha de produção: Conhecimento, atitudes e práticas baseadas em evidências em profissionais de saúde. *American Journal of Nursing, 41*, 107-112. doi: 10.1016/j.ajic.2012.02.038.

Bozak, M.G. (2003). Utilizando o campo de força de Lewin na implementação de um sistema de informação em enfermagem. *Computadores, Informática, Enfermagem,* 21(2), 80-85.

Brilli, R.J., McClead, R.E., Crandall, W.V., Stoverock, L., Berry, J.C., Wheeler, T.A., & Davis, J.T. (2013). Um programa abrangente de segurança do paciente pode reduzir significativamente os danos evitáveis, os custos associados e a mortalidade hospitalar. *The Journal of Pediatrics, 163*, 1638-1645.

Broad, M.L. (2006). Melhorar o desempenho em organizações complexas. *Industrial & Commercial Training*, 38(6), 322-329.

Cartwright, T., Baldwin, D. (2007) Seeing your way: Porque é que os líderes devem comunicar as suas visões. *Leadership in Action* 27(3), 15-24.

Centro de Controlo e Prevenção de Doenças (2015). Evento de infeção da corrente sanguínea (infeção da corrente sanguínea associada à linha central e infeção da corrente sanguínea não associada à linha central).

Retrievedfrom
http://www.cdc.gov/nhsn/PDFs/pscManual/4PSC_CLABScurrent.pdf

Cherifi, S., Gerard, M., Arias, S., & Byl, B. (2013). Um estudo quase experimental multicêntrico: Impacto de um programa de controle de infeção de linha central usando
auditoria e feedback do desempenho em cinco centros de cuidados intensivos belgas
unidades. *Antimicrobial Resistance and Infection Control, 2*(33), 1-7. doi: http://www.aricjournal.com/content/2/1/33.

Chinen, J., & Buckley, R.H. (2010). Imunologia de transplante: Órgão sólido e medula óssea. *Journal of Allergy and Clinical Immunology, 125*(2 Suppl 2), S324-S335. doi: 10.1016/j.jaci.2009.11.014.

Ciocson, M.R., Hernandez, M.G., Atallah, M., & Amer, Y.S. (2014). Dispositivo de acesso vascular central: Uma diretriz de prática clínica baseada em evidências adaptada. *Journal of theAssociation for Vascular Access, 19*(4), 221- 2237. doi:
http://dx.doi.org/10.1016Zj.java.2014.09.002.

Conner, B.T. (2014). Diferenciando pesquisa, prática baseada em evidências e melhoria da qualidade. *American Nurse Today, 9*(6). Retrieved from http://www.americannursetoday.com/differentiating-research-evidence- based-practice-and-quality-improvement/

Davidson, S.J. (2010) Complex responsive process: A new lens for leadership in twenty -first-century health care. *Fórum de Enfermagem*, 45(2), 108-117.

Dixon, J.M., & Carver, R.L. (2010). Banhos diários com gluconato de clorexidina e panos impregnados resultam numa redução estatisticamente significativa da
infecções da corrente sanguínea associadas à linha de produção . *Jornal Americano de Infeção Control, 38*, 817-821. doi: 10.1016/j.ajic.2010.06.005.

Douma, C. (2009). Reduzir as infecções da corrente sanguínea associadas à linha central na unidade de cuidados intensivos neonatais: Strategies for change. *Newborn & Infant Nursing Reviews, 9*(3), 145-149. doi: 10.1053/j.nainr.2009.06.003.

Dumyati, G., Concannon, C., van Wijngaarden, E., Love, T.M.T., Graman, P., Pettis, A., ... Shelly, M. (2014). Redução sustentada de infecções da corrente sanguínea associadas à linha central fora da unidade de terapia intensiva com uma intervenção multimodal com foco na manutenção da linha central. *American Journal of InfectionControl*, *42*, 723-730. doi: http://dx.doi.org/10.1016/j.ajic.2014.03.353.

Eden, C., & Ackermann, F. (2010). Tomada de decisão em grupos. Em P.C.Nutt & D.C Wilson, (Eds.), *Handbook of decision making* (pp.231-272). West Sussex, Reino Unido: John Wiley & Sons Ltd.

Edwards, M., Purpura, J., & Kochvar, G. (2014). A intervenção de melhoria da qualidade reduz os episódios de infecções associadas à linha central do hospital de cuidados agudos de longo prazo. American *Journal of Infection Control, 42*, 735-738. doi: http://dx.doi.org/10.1016/j.ajic.2014.03.014.

Erwin, D.G., & Garman, A.N. (2010). Resistance to organizational change: linking research and practice. *Leadership & Organization Development Journal*, 31(1), 39-56. doi: 10.1108/01437731011010371

Fakih, M.G., Heavens, M., Ratcliffe, C.J., & Hendrich, A. (2013). Primeiro passo para reduzir o risco de infeção como um sistema: Avaliação dos processos de prevenção de infeções em 71 hospitais. *American Journal of Infection Control, 41*, 950-954. doi: http://dx.doi.org/10.1016/j.ajic.2013.04.019.

Faruqi, A., Medefindt, J., Dutta, G., Philip, S.A. Tompkins, D., & Carey, J. (2012). Efeito de uma intervenção multidisciplinar na utilização de cateteres centrais num hospital de cuidados agudos. *American Journal of Infection Control, 40*, e211-e215. doi: 10.1016/j.ajic.2011.12.007.

Finn, O.J. (2012). Imuno-oncologia: Compreender a função e a disfunção do sistema imunitário no cancro. *Annals of Oncology, 23*(Suppl 8), S6-S9. doi: 10.1093/annonc/mds256.

Flodgren, G., Conterno, L.O., Mayhew, A., Omar, O., Pereira, C.R., & Shepperd, S. (2013). Intervenções para melhorar a adesão profissional às diretrizes para prevenção de infecções relacionadas a dispositivos. *Cochrane Database of Systematic Reviews, 3*(CD006559), 1-146 doi: 10.1002/14651858.CD006559.pub2.

Freire, M.P., Pierrotti, L.C., Zerati, E., Araojo, P., Motta-Leal-Filho, J.M., Duarte, L., ... Abdala, E. (2013). Infeção relacionada com dispositivos implantáveis de acesso venoso central em doentes oncológicos. *Controlo de Infeção e Epidemiologia Hospitalar, 34*(7), 671-677.

Fraser, T.G., & Gordon, S.M. (2011). Taxas de CLABSI em pacientes imunocomprometidos: Um resultado valioso centrado no paciente? *Clinical Infectious Diseases,* 52(12), 1446-1450. doi: 10.1093/cid/cir200. Retrievedfrom http://www.jstor.org/discover/10.1086/671006?uid=3738824&uid=2131&uid=2&uid=70&uid=4&sid=21104961700521

Furuya, E.Y., Dick, A., Perencevich, E.N., Pogorzelska, M., Goldmann, D., & Stone, P.W. (2011). Central line bundle implementation in US intensive care units and impact on bloodstream infections (Implementação de um conjunto de linhas centrais em unidades de cuidados intensivos nos EUA e impacto nas infecções da corrente sanguínea). *PLoS ONE,* *6*(1), 1-6. doi: 10.1371/journal.pone.0015452.

Gardner, G., Gardner, A., & O'Connell, J. (2014). Usando a estrutura de Donabedian para examinar a qualidade e a segurança da inovação dos serviços de enfermagem. *Journal of Clinical Nursing,* 23(1-2), 145-55. doi: 10.1111/jocn.12146

Gerrish, K. e Mawson, S. (2005). Investigação, auditoria, desenvolvimento de práticas e avaliação de serviços: Implications for research and clinical governance. *Practice Development in Health Care,* 4(1) 33-39, Whurr Publishers Ltd.

Golden, B. (2006). A mudança transforma a organização dos cuidados de saúde. *Healthcare Quarterly,* 10

Gonzales, M., Rocher, I., Fortin, E., Fontela, P., Kaouache, M., Tremblay, C., ... Quach, C. (2013). *BMC Infectious Diseases, 13*(562), 1-15. doi: 10.1186/1471-2334-13-562.

Grimshaw, J.M., Eccles, M.P., Lavis, J.N., Hill, S.J., & Squires, J.E. (2012). Knowledge translation of research findings. *Implementation Science, 7*(50), 45-56. doi: 10.1186/1748-5908-7-50.

Han, Z., Liang, S.Y., & Marschall, J. (2010). Estratégias actuais para a prevenção e gestão de infecções da corrente sanguínea associadas à linha central. *Infection and*

Drug Resistance, 3, 147-163. Obtido de http://www.ncbi.nlm.nih.gov/pmc/articles/PMC3108742/

Hansen, S., Schwab, F., Schneider, S., Sohr, D., Gastmeier, P., & Geffers, C.(2014). Análise de séries temporais para observar o impacto de uma intervenção educacional organizada centralmente na prevenção de infecções da corrente sanguínea associadas à linha central em 32 unidades de terapia intensiva alemãs. *Journal of Hospital Infection, 87,* 220226. doi: http://dx.doi.org/10.1016/j.jhin.2014.04.010.

Harris, J.L., Roussel, L. (2011). Do planeamento de projectos à gestão de programas. Em J.L. Harris, L. Roussel, S. Waters, & C. Dearman (Eds.), *Project planning and management* (pp. 1-18). Burlington, MA: Jones & Bartlett Learning.

Hasibeder, W.R. (2010). A padronização dos cuidados críticos funciona? *Current Opinion in Critical Care,* 16(5), 493-8. doi: 10. 1097/MCC. 0b013e32833cb84a

Health Safety Executive (2009). A framework for integrated quality, safety and risk management across HSE service providers companion guide (Guia de acompanhamento para a gestão integrada da qualidade, da segurança e dos riscos nos prestadores de serviços de saúde). Retrieved fromhttp://www.hse.ie/eng/about/Who/qualityandpatientsafety/resourcesintelligence/Quality_and_Patient_Safety_Documents/companion.pdf

Hebbar, K.B., Cunningham, C., McCracke, C., Kamat, P., & Fortenberry, J.D. (2015). Treinamento do pacote de manutenção da linha venosa central da unidade de terapia intensiva pediátrica baseado em simulação. *Intensive and critical care nursing, 31,* 4450. doi: http://dx.doi.org/10.1016/j.iccn.2014.10.003.

Hodson, M.J., Cormier, G.E., Castellanos, P.E., & Bebinger, D. (2011). Fazendo uma lista e verificando-a duas vezes: A "jornada para zero" de um hospital comunitário ao implementar um pacoteCLABSI e um protocolo de lista de verificação. *American Journal of Infection Control, 39*(5), E143-E144. doi: http://dx.doi.org/10.1016Zj.ajic.2011.04.245.

Hong, A.L., Sawyer, M.D., Shore, A., Winters, B.D., Masuga, M., Lee, H., ... Lubomski, L.H. (2013). Diminuição das infecções da corrente sanguínea associadas à linha central nas unidades de cuidados intensivos de Connecticut . *Jornal para os cuidados de saúde*

Qualidade, 35(5), 78-87. doi: 10.1111Zj.1945-1474.2012.00210.x.

Horsburgh, M., Perkins, R., Coyle, B. e Degeling, P. (2006), "The professional subcultures of students entering medicine, nursing and pharmacy programmes", *Journal of Interprofessional Care*, Vol. 20 No. 4, pp. 425-31.

Houben, G., Lenie, K., & Vanhoof, K. (1999). Um sistema de análise SWOT baseado no conhecimento como instrumento de planeamento estratégico em pequenas e médias empresas. Decision Support System, 26(2), 125-135. doi: 10.1016ZS0167-9236 (99) 00024-x

Houser, J., & Oman, K.S. (2010). *Prática baseada em evidências*. Sudbury, MA: Jones & Bartlett Publishers.

HSE (2008). Improving our services (Melhorar os nossos serviços). Dublin. Obtido em http:// www.hse.ie/eng/staff/HR/Improving_Our_Services.pdf

HSE. (2009) *Improving our services: A users guide to managing change in the health service executives*. Dublin

Hsu, Y., Weeks, K., Yang, T., Sawyer, M.D., & Marstellar, J.A. (2014). Impacto da conformidade com as diretrizes autorreferidas: Prevenção de infeção da corrente sanguínea em uma colaboração nacional. *American Journal of Infection Control, 42*, S191- S196. doi: http://dx.doi.org/10.1016/j.ajic.2014.05.010.

Ider, B., Adams, J., Mortin, A., Whitby, M., Muugolog, T., Lundeg, G., & Clements, A. (2012). Usando uma lista de verificação para identificar barreiras ao cumprimento de diretrizes baseadas em evidências para o gerenciamento de linha central: Um estudo de métodos mistos na Mongólia. *International Journal of Infectious Diseases, 16*, e551-e57. doi: http://dx.doi.org/10.1016/j.ijid.2012.03.006.

Ignatov, A., Hoffman, O., Smith, B., Fahlke, J., Peters, B., Bischoff, J., & Costa, S.D. (2009). Um estudo retrospetivo de 11 anos de implantes venosos centrais totalmente

portas de acesso: Complicações e satisfação do paciente. *Jornal Europeu de Surgical Oncology, 35*, 241-246. doi: 10.1016/j.ejso.2008.01.020.

Jackson, A., & Cooper, S. (2012). Zero infecções da linha central num hospital geral distrital com 550 camas. *British Journal of Nursing, 21*(14), S24-S28. Recuperado de http://www.ncbi.nlm.nih.gov/pubmed/23252179

Jeong, I.S., Park, S.M., Lee, J.M., Song, J.Y., & Lee, S.J. (2013). Efeito do pacote de linha central nas infecções da corrente sanguínea associadas à linha central em unidades de terapia intensiva. *American Journal of Infection Control, 41*, 710-716. doi: http://dx.doi.org/10.1016/j.ajic.2012.10.010.

Johnson, L., Grueber, S., Schlotzhauer, C., Phillips, E., Bullock, P., Basnett, J., & Hahn- Cover, K. (2014). Um plano de ação multifatorial melhora a adesão à higiene das mãos e reduz significativamente as infecções da corrente sanguínea associadas à linha central. *American Journal of Infection Control, 42*, 1146-1451. doi: http://dx.doi.org/10.1016/j.ajic.2014.07.003.

Karki, S., & Cheng, A.C. (2012). Impacto da limpeza da pele sem enxaguamento com gluconato de clorexidina na prevenção de infecções associadas aos cuidados de saúde e colonização com organismos multi-resistentes: Uma revisão sistemática. *Jornal de Infeção Hospitalar, 82*, 71-84 . doi: http://dx.doi.org/10.1016/j.jhin.2012.07.005.

Khalid, I., Al Salmi, H., Qushmaq, I., Al Hroub, M., Kadri, M., & Qabajah, M.R. (2013). Itemizing the bundle: Atingir e manter "zero" infeção da corrente sanguínea associada à linha central durante mais de um ano num hospital de cuidados terciários na Arábia Saudita. *American Journal of Infection Control, 41*, 12091213. doi: http://dx.doi.org/10.1016/j.ajic.2013.05.028.

Klintworth, G., Stafford, J., O'Connor, M., Leong, T., Hamley, L., Watson, K., ... Worth, L.J. (2014). Para além do pacote da unidade de cuidados intensivos: Implementação de uma iniciativa bem-sucedida em todo o hospital para reduzir as infecções da corrente sanguínea associadas à linha central. *American Journal of Infection Control, 42*, 685-687. doi: http://dx.doi.org/10.1016/j.ajic.2014.02.026.

Kotter, J.P. (2007). Aprendendo a mudar: Porque é que os esforços de transformação falham. *Harvard Business Review.* 73 (2), 59-67.

Kotter, J. P. (1996). *Leading change*. Harvard Business Press.

Kotter, J. (1995). ' Leading change: why transformation efforts fail ', *Harvard Business review*, março-abril.

Kirkpatrick. (1979). Técnicas de avaliação de programas de formação. . *Training and Development Journal*, 178-192.

Lazenbatt, A. (2002). The evaluation handbook for health professionals. Routledge, Londres

Leelawong, K., Wang, Y., Biswas, G., Vye, N., Bransford, D. & Schwartz, D. L. (2001). Técnicas qualitativas para apoiar a aprendizagem através do ensino: O projeto dos agentes ensináveis. Em G. Biswas (Ed), AAAI Qualitative Reasoning Workshop. (pp73-81). San Antonio, TX.

Lee, P-M. , Khong, P., & Ghista, D.N. (2006). Impacto da qualidade deficiente dos serviços de saúde. *The TQM Magazine*, 18(6), 563-571.

Lin, D.M., Weeks, K., Bauer, L., Combes, J.R., George, C.T., Goeschel, C.A., ... Pham, J.C. (2012). Erradicação de infecções da corrente sanguínea associadas à linha central em todo o estado: The Hawaii experience. *American Journal of Medical Quality, 27*(2), 124-129. doi: 10.1177/1062860611414299.

Lipitz-Snyderman, A., Steinwachs, D., & Needham, D.M. (2011). Impacto de uma iniciativa estadual de melhoria da qualidade da unidade de terapia intensiva na mortalidade hospitalar e no tempo de permanência: Retrospective comparative analysis. *BMJ, 342*(d219). doi: http://dx.doi.org/10.1136/bmj.d219.

Lucas, J.M. (2002). The essential six sigma. Quality Progress, 35 (1), 27-31.

Lukenbill, J., Rybicki, L., Sekeres, M.A., Zaman, M.O., Copelan, A., Haddad, H., . Copelan, E. (2013). Definir a incidência, os factores de risco e o impacto na sobrevivência das infecções da corrente sanguínea associadas à linha central após o transplante de células hematopoiéticas na leucemia mieloide aguda e na síndrome mielodisplásica. *Biology of Blood and Marrow Transplantation, 19*, 720-724. doi: http://dx.doi.org/10.1016/j.bbmt.2013.01.022.

Lyman, G.H. (2008). Management of chemotherapy-induced neutropenia with colonystimulating factors. *European Oncology, 4*(2), 13-17. Obtido em http://www.touchoncology.com/articles/management-chemotherapy-induced-neutropenia-colony-stimulating-factors

Marra, A.R., Rodrigues, R.G., Durao, M.S., Correa, L., Guastelli, L.R., Moura, D.F., ... Dos Santos, O.F.P. (2010). Impacto de um programa de prevenção de infeção da corrente sanguínea associada à linha central na era da tolerância zero. *American Journal of Infection Control, 38*, 434-439.doi: 10.1016/j.ajic.2009.11.012.

Marschall, J., Mermel, L.A., Fakih, M., Hadaway, L., Kallne, A., O'Grady, N.P., . Yokoe, D.S. (2014). Estratégias para prevenir infecções da corrente sanguínea associadas à linha central em hospitais de cuidados agudos. *Controlo de Infeção e Hospital Epidemiology, 35*(7), 753-771. doi: 10.1086/676533.

Maurer, R. (1998). É ou não é resistência? *Management.* 50(1), 28-29.

Mauger, B., Marbella, A., Pines, E., Chopra, R., Black, E.R., & Aronson, N. (2014). Implementação de estratégias de melhoria da qualidade para reduzir as infecções associadas aos cuidados de saúde: Uma revisão sistemática. *American Journal of Infection Control, 42*, S274- S283. doi: http://dx.doi.org/10.1016/j.ajic.2014.05.031.

McSherry, R., & Pearce, P. (2011). *Clinical governance: Um guia de implementação para profissionais de saúde* (3ª ed.). London: Willy-Blackwell.

Merrill, K.C., Sumner, S., Linford, L., Taylor, C., & Macintosh, C. (2014). Impacto da implementação da tampa desinfetante universal nas infecções da corrente sanguínea associadas à linha central. *American Journal of Infection Control, 42*, 12741277. doi: http://dx.doi.org/10.1016/j.ajic.2014.09.008.

Mollee, P., Jones, M., Stackelroth, J., van Kuilenburg, R., Joubert, W., Faoagali, J., . Clements, A. (2011). Incidência de infecções da corrente sanguínea associadas a cateteres e factores de risco em adultos com cancro: Um estudo de coorte prospetivo. *Journal of Hospital Infection, 78*, 26-30. doi: 10.1016/j.jhin.2011.01.018.

Rede Nacional de Segurança dos Cuidados de Saúde (2015). Evento de infeção da corrente sanguínea. Obtido de http://www.cdc.gov/nhsn/PDFs/pscManual/4PSC_CLABScurrent.pdf

Oermann, M.H. & Gaberson, K.B. (2006). *Evaluation and testing in nursing education. New York:* Springer Publishing Company, Inc.

O'Grady, N.P., Alexander, M., Burns, L.A., Dellinger, P., Garland, J., Heard, S.O., . Saint, S. (2011). Diretrizes para a prevenção de infecções relacionadas com cateteres intravasculares, 2011. *Clinical Infectious Disease, 52*(9), e162-e193. Recuperado de http://cid.oxfordjournals.org/content/52/9/e162.short

Pegg, S., Sheretz, R., Brumbeloe, J., Bettmann, M., & Smith, L.R. (2011). A melhoria do processo de ciclo rápido pode diminuir a linha central associada infecções da corrente sanguínea (CLABSI) numa unidade de transplante de medula óssea (BMTU). *American Journal of Infection Control, 39* (5), E168. doi: http://dx.doi.org/10.1016Zj.ajic.2011.04.025.

Peirson, L., Ciliska, D., Dobbins, M., & Mowat, D. (2012). Capacitação para a tomada de decisões informadas por evidências na saúde pública: Um estudo de caso de mudança organizacional. *BMC Public Health, 12*(137), 1-13. doi: http://www.biomedcentral.com/1471-2458/12/137.

Phillips, L.D., & Gorski, L.A. (2014). *Manual de terapêutica intravenosa: Prática baseada em evidências para terapia de infusão* (6th ed.). Philadelphia, PA: F.A. Davis Company.

Popovich, K.J., Hota, B., Hayes, R., Weinstein, R.A., & Hayden, M.K. (2010). A limpeza diária da pele com clorexidina não reduziu a taxa de infeção da corrente sanguínea associada à linha central numa unidade de cuidados intensivos cirúrgicos. *IntensiveCare Medicine, 36*, 854-858. doi: 10.1007/s00134-010-1783-y.

Preas, M.A., Emerick, M., Harris-Williams, M., Filipell, M., Hebden, J., Thom, K., ... Leekha, S. (2012). Mudança de cultura e redução de CLABSI: Alcançar o sucesso num centro médico com 10 unidades de cuidados intensivos distintas. *American Journal of Infection Control, 40,* e177-e199. doi: http:ZZdx.doi.org/10.1016Zj.ajic.2012.04.040.

Pronovost, P.J., Goeschel, C.A., Colantuoni, E. (2010). Sustaining reductions in catheter related bloodstream infections in Michigan intensive care units: Observational Study. *BMJ, 340*(c309). doi: 10.1136/bmj.c309.

Reddy, K.K., Samuel, A., Smiley, K., Weber, S., & Hon, H. (2014). Reduzindo infecções da corrente sanguínea associadas à linha central em três UTIs em um hospital de cuidados terciários nos Emirados Árabes Unidos. *Joint Commission Journal on Quality and Patient Safety, 40*(12), 559-564. Obtido de http://www.ingentaconnect.com/content/jcaho/jcjqs/2014/00000040/00000012/art00005

Reed, S.M., Brock, A.J., & Anderson, T.J. (2014). Campeões para cuidados com o cateter central: A team approach for reducing CLABSIs. *American Journal of Nursing,*

114(9), 40-48. Retrievedfrom http://www.nursingcenter.com/lnc/CEArticle?an=00000446- 20140900000027

Royer, T. (2010). Implementação de um pacote melhor para alcançar e manter um nível zero de

taxa de infeção da corrente sanguínea associada à linha central. *Journal of Infusion Nursing, 33*(6), 398-406. doi: 10.1097/NAN.0b013e3181f8586b.

Rozich, John D.; Howard, Ramona J.; Justeson, Jane M.; Macken, Patrick D.; Lindsay, Mark F.; Resar, R.K. (2004) Standardization as a Mechanism to Improve Safety in Health Care. *Joint Commission Journal on Quality and Patient Safety*, 30(2), 5-14.

Rupp, M.E., Cassling, K., Faber, H., Lyden, E., Tyner, K., Marion, N., & van Schooneveld, T. (2013). Avaliação em todo o hospital da conformidade com as recomendações de curativos de cateteres venosos centrais. *American Journal of Infection Control, 41*, 89-91. doi: 10.1016/j.ajic.2012.03.011.

Rutkoff, G.S. (2014). A influência de um cateter central antimicrobiano de inserção periférica nas infecções da corrente sanguínea associadas à linha central num ambiente hospitalar. *Journal of the Association for Vascular Access, 19*(3), 172-179. doi: http://dx.doi.org/10.1016/j.java.2014.06.002.

Safdar, N., O'Horo, J.C., Ghufran, A., Bearden, A., Didier, M.E., Chateau, D., & Maki, D.G. (2014). Curativo impregnado de clorexidina para prevenção de infeção da corrente sanguínea relacionada ao cateter: Uma meta-análise. *Critical Care Medicine*, no prelo. doi: 10.1097/CCM.0000000000000319.

Sale, D. (2005). Compreender a governação clínica e a garantia de qualidade: Making it happen. Palgrave Maemillan

Schein, E. H. (1995). A teoria da mudança de Kurt Lewin no terreno e na sala de aula: Notas para um modelo de aprendizagem gerida. Systems Practice, 8(2).

Scheithauer, S., Lewalter, K., Schoder, J., Koch, A., Hafner, H., Krizanovic, V., ... Lemmen, S.W. (2014). Redução das taxas de infeção da corrente sanguínea associada à linha venosa central usando um curativo contendo clorexidina. *Infeção, 42*, 155-159. doi: 10.1007/s15010-013-0519-7.

Schiffer, C.A., Mangu, P.B., Wade, J.C., Camp-Sorrell, D., Cope, D.G., El-Rayes, B.F., . Levine, M. (2013). Cuidados com o cateter venoso central para o paciente com cancro: Sociedade Americana de Oncologia Clínica diretriz de prática clínica. *Journal of Oncology Practice, 31*, 1357-1370. doi: 10.1200/JOP.2012.000780.

Scholtz, A.K., Monachino, A., Nishisaki, A., Nadkarni, V.M., & Lengetti, E. (2013). Ensaios gerais de cateter venoso central: Traduzindo o treinamento de simulação para o atendimento ao paciente e resultados. *Simulation in Healthcare, 8*(5), 341-349. doi:

10.1097/SIH.0b013e3182974462.

Schulmeister, L. (2010). Gestão de complicações não infecciosas do dispositivo de acesso venoso central. *Seminários em Enfermagem Oncológica, 26*(2), 132-141. doi: 10.1016/j.soncn.2010.02.003.

Shirey, M.R. (2011) Addressing Strategy Execution Challenges to Lead Sustainable Change. *Journal of Nursing Administration* 41(1), 1-4.

Singh, S., Kumar, R.K., Sundaram, K.R., Kanjilal, B., & Nair, A.P. (2012). Improving outcomes and reducing costs by modular training in infection control in a resource-limited setting (Melhorar os resultados e reduzir os custos através de formação modular em controlo de infecções num contexto de recursos limitados*). International Journal for Quality in Health Care, 24*(6), 641-648. doi: 10.1093/intqhc/mzs059.

Stevens, K.R. (2013). O impacto da prática baseada em evidências na enfermagem e as próximas grandes ideias. *The Online Journal of Issues in Nursing, 18*(2). Retrieved fromhttp://nursingworld.org/MainMenuCategories/ANAMarketplace/ANAPeriodical s/OJIN/TableofContents/Vol-18-2013/No2-May-2013/Impact-of-Evidence- Based-Practice.html

Sweet, M.A., Cumpston, A., Briggs, F., Craig, M., & Hamadani, M. (2012). Impacto de protetores de porta impregnados de álcool e conectores de pressão neutra desnecessários em infecções da corrente sanguínea associadas à linha central e contaminação de hemoculturas em uma unidade de oncologia de internação. *American Journal of Infection Control, 40*, 931-934. doi: 10.1016/j.ajic.2012.01.025.

The Joint Commission (2012). *Prevenir infecções da corrente sanguínea associadas à linha central: Um desafio global, uma perspetiva global*. Oakbrook, IL: The Joint Commission.

Thompson, N.D., Yeh, L.L.L., Magill, S.S., Ostroff, S.M., & Fridkin, S.K. (2013). Erro de classificação de infeção da corrente sanguínea associada à linha central (CLABSI) para infeção secundária da corrente sanguínea durante a notificação de infeção associada a cuidados de saúde. *American Journal of Medical Quality, 28*(1), 56-59. doi: 10.1177/1062860612442565.

Timsit, J., Schwebel, C., Bouadma, L., Geffroy, A., Garrouste-Orgeas, M., Pease, S., ...Lucet, J. (2009). Esponjas impregnadas de clorexidina e mudanças de penso menos frequentes para a prevenção de infecções relacionadas com cateteres em doentes em estado crítico adultos doentes: A randomized controlled trial. *Journal of the American Medical Association, 301*(12), 1231-1241. doi: 10.1001/jama.2009.376.

Timsit, J., Mimoz, O., Mourvillier, B., Souweine, B., Garrouste-Orgeas, M., Alfandri, S., ... Lucet, J. (2012). Ensaio controlado randomizado de curativo de clorexidina e curativo altamente adesivo para prevenir infecções relacionadas a cateteres em adultos gravemente enfermos. *American Journal of Respiratory & Critical Care Medicine, 186*(12), 1272-1278. doi: 10.1164/rccm.201206-1038OC.

Tsai, H., Huang, L., Chang, L., Lee, P., Chen, J., Shao, P., . Lu, C. (2014). Infecções da corrente sanguínea associadas a cateter venoso central em pacientes pediátricos de hematologia e oncologia e eficácia da terapia de bloqueio antimicrobiano. *Journal of Microbiology, Immunology and Infection*, no prelo, 1-8. doi: http://dx.doi.org/10.1016/j.jmii.2014.07.008.

Van de Ven, H. & Sun, K. (2011). Breakdowns in implementation models of organizational change. *Perspectivas da Academia de Gestão*.58-73

Varvasovszky, Z. (2000). Artigo de revisão Stakeholder analysis: a review. *Política e Planeamento da Saúde*, 15(3), 239-246.

Vukmir, R.B. (2006). Customer satisfaction. *International Journal of Health Care Quality Assurance, 19*(1), 8-31.

Walz, J.M., Ellison, R.T., Mack, D.A., Flaherty, H.M., McIlwaine, J.K., Whyte, K.G., . Grupo de Investigação CCOC (2013). O pacote "plus": O efeito de uma abordagem de equipa multidisciplinar para erradicar infecções da corrente sanguínea associadas à linha central. *Anesthesia Analgesia*, no prelo, 1-9. doi: 10.1213/ANE.0b013e3182a8b01b.

Weeks, K.R., Hsu, Y., Yang, T., Sawyer, M., & Marsteller, J.A. (2014). Influência de uma intervenção multifacetada em dias de linha central em unidades de terapia intensiva: Resultados de um estudo nacional em vários locais. *American Journal of Infection Control, 42*, S197- S202. doi: http://dx.doi.org/10.1016/j.ajic.2014.06.003.

Wolff, D., Culakova, E., Poniewierski, M.S., Lyman, G.H., Dale, D.C., & Crawford, J. (2005). Preditores de neutropenia induzida por quimioterapia e suas complicações: Results from a prospective nationwide registry. *The Journal of Supportive Oncology, 3*(6), 24-25. Obtido de http://www.oncologypractice.com/jso/journal/articles/0306s424.pdf

Organização Mundial de Saúde (2008). Relatório de progresso da Aliança Mundial para a Segurança dos Doentes 2006-2007 . http://www.who.int/patientsafety/information_centre/documents/progress_report_2006_2007 .pdf

Organização Mundial de Saúde (2009). Diretrizes sobre a higiene das mãos nos cuidados de saúde. Primeiro desafio global de segurança do doente: cuidados limpos são cuidados mais seguros. Genebra: Organização Mundial de Saúde

Worth, L.J., & McLaws, M. (2012). É possível atingir um objetivo de zero infecções da corrente sanguínea associadas ao cateter central? *Current Opinion in Infectious Disease, 25*(6), 650-657. doi: 10.1097/QCO.0b013e32835a0d1a.

Wright, M., Tropp, J., Schora, D.M., Dillon-Grant, M., Peterson, K., Boehm, S., ... Peterson, L.R. (2013). A desinfeção passiva contínua dos cubos de cateteres evita a contaminação e a infeção da corrente sanguínea. *American Journal of Infection Control, 4*, 33-38. doi: http://dx.doi.org/10.1016/j.ajic.2012.05.030.

Yassin, M.A., Altarawneh, N., Daghfal, J.N., Kamzoul, R.T., & El-Ayoubi, H.R. (2011). Infecções da corrente sanguínea associadas à linha central em doentes com doenças hematológicas malignas: An experience from Qatar. *Blood*, 118(1). Obti do de http://www.researchgate.net/profile/Rami_Kamzoul/publications

Ye, X., Rupnow, M., Bastide, P., Lafuma, A., Ovington, L., & Jarvis, W.R. (2011). Impacto económico da utilização de pensos de esponja impregnados de clorexidina para a prevenção de infecções associadas à linha central nos Estados Unidos. *American Journal of Infection Control, 39*(8), 647-654. doi:

10.1016/j.ajic.2010.11.008.

Yegge, J.A., Gase, K.A., Hopkins-Broyles, D., Leone, C.L., Trovillion, E.W., &Babcock, H.M. (2014). Desenvolvimento de um protocolo de melhoria de processo padronizado para abordar taxas elevadas de infeção associada a cuidados de saúde em um cartão de pontuação de qualidade incentivado. *American Journal of Infection Control, 42*, 185- 189. doi: http://dx.doi.org/10.1016/j.ajic.2013.09.020.

Young, M. (2009). A meta model of change. Journal of Organizational Change Management, 22(5), 524-548.

Zachariah, P., Furuya, E.Y., Edwards, J., Dick, A., Liu, H., Herzig, C.T., . Saiman, L. (2014). Conformidade com práticas de prevenção e sua associação com infecções da corrente sanguínea associadas à linha central em unidades de terapia intensiva neonatal. *American Journal of Infection Control, 42*, 847-851. doi: http://dx.doi.org/10.1016/j.ajic.2014.04.020..

Apêndices

Apêndice A. Modelo de Mudança de Kotter

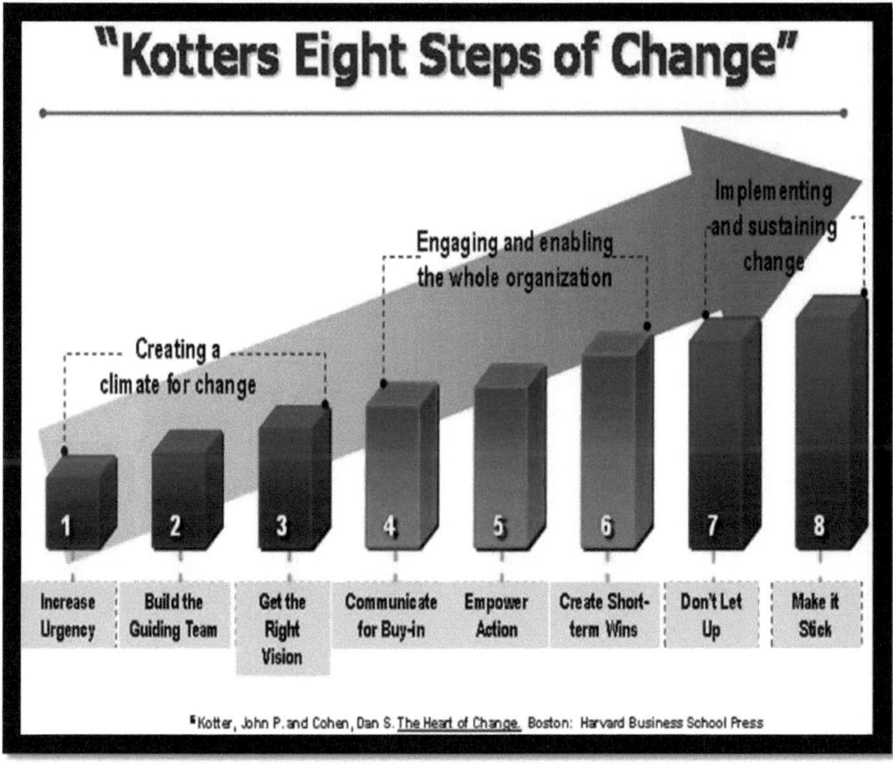

Apêndice B. Diagrama de Fishbone da sessão de brainstorming

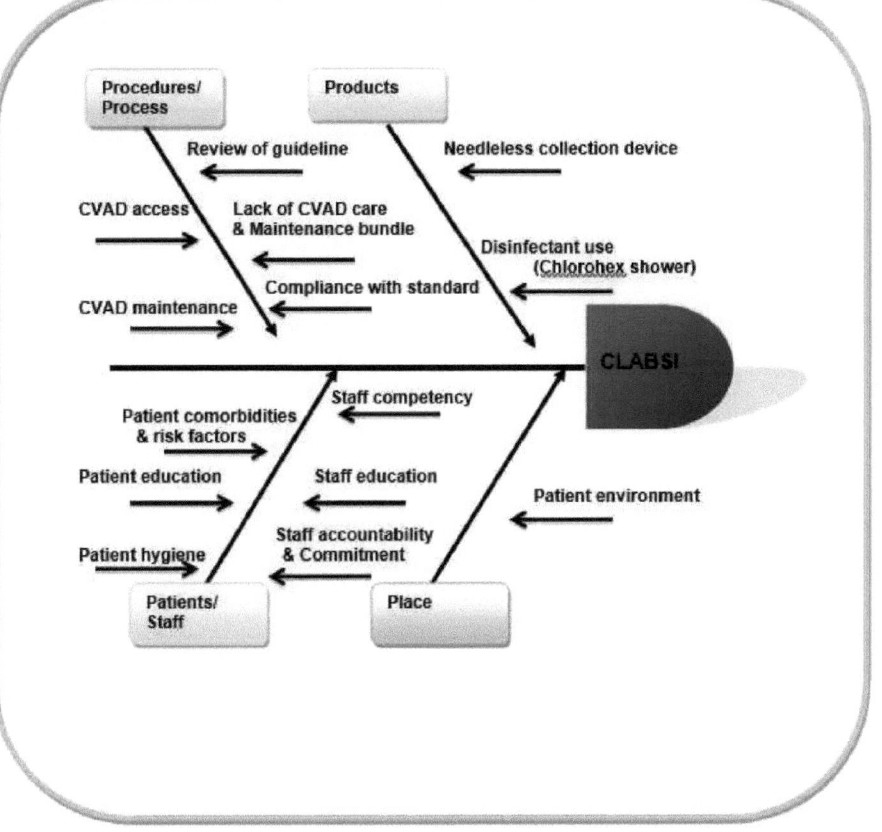

Appendix C. Gantt chart, Timeline of the project

Project Steps	Jan.	Feb.	March.	April.	May.	June.	July.	Aug.	Sep.	Oct.	Nov.	Dec.	Jan.	Feb.	March.	April.	May.
Develop CVAD core team members																	
Review current Practice & CVAD competency																	
Revision of existing competency assessment form																	
Department Education																	
Review existing CVAD guidelines& approval																	
Follow maintenance bundle																	

element checklist																	
Audit & Feedback																	
Writing up the study																	
Submit Thesis																	

Apêndice D. Plano de ação

Aim	Objective	Action	Who's responsible	Time frame	Evaluation
Reduce the CLABSI rate among oncology/haematology patients from the present 90th percentile down to the 50th percentile by March 31, 2015 by implementing NHSN standards	1. By 30th October 2014, 90% of the hematology nursing staff will have attended or participation in the training and education session of CVAD care and maintenance bundle.	The team decided to have in-service education and review of skill practice.	Nursing Administration	January/2014-October /2014	Attendance tool (Audit tool)
	2. Review the current CVAD clinical practice guideline and institute modifications to ensure that it is 100% compliant with CDC-NHSN standards by November 30, 2014.	Update the existing guideline Based on literature review and evidence based medicine and from CDC & NHSN	CVAD Team	March/2014 June/2014	Guideline
	3. Ensure that all hematology nursing staff will be 90% compliant with CVAD guidelines by 31st March 2015. 4. By 31st March 2015, reduce CLABSI incidence	Monitoring the staff	Infection Control Team (The leader)	November/2014-February/2015	Monitoring, auditing tool for CVAD insertion and maintenance bundle

	rate from 90% percentile to 50% percentile through surveillance and benchmarking using CDC-NHSN standards.	Obtain baseline data Identify CVAD team, Competency of the staff then validation.	Infection Control Team (the leader)	Before staring project January/2014-March/2015	Incidence rate
	5. By 31st March 2015, 50% of hematology nursing staff will have completed the training and education sessions of CVAD care and maintenance bundle.	Monitoring the incidence rate of infection & compliance hand hygiene, CVAD dressing,	Clinical Nurse Specialist		Attendance tool
	6. By 30th March 2015, 25% of hematology nursing staffs has achieved, at minimum post training and education session satisfaction score of 60%.	Educational activity: Powerpoint presentation Skill lab demonstration Bedside teaching and demonstration. Video link Link nurses	The leader (Infection Control) Change management team (Clinical Nurse Specialist)	Before the project and after till March, 2015 From January/2014 till March 2015.	Data before intervention and after intervention Monitoring the attendance

		Perform monkey survey and distribute for all staff pre and post intervention	Infection Control Team (the leader)	March, 2015	Survey pre and post education

Apêndice E. CVAD Guideline Versão antiga e versões revistas

HAMAD MEDICAL CORPORATION
Clinical Practice Guideline

Title: GUIDELINES IN THE CARE AND MANAGEMENT OF CENTRAL VENOUS ACCESS DEVICES (CVAD)			Policy No: CG 10000 Sheet No. 1 of 11
Policy Applies To:	☐ Hamad General Hospital ☐ Women's Hospital ☐ Rumailah Hospital	☑ Al Amal Hospital ☐ Psychiatry Hospital	☐ Al Khor Hospital
Effective Date: June 2008 Review Date: June 2011		Revised Date:	

1.0 PURPOSE

To provide evidence based support and guidelines for nurses related to the care and maintenance of Central Venous Access Device and to control blood streaming infection related to Central Vascular Access Device. Specific clinical questions to be addressed include:

- How can the risk of complications be minimized through appropriate care and maintenance of vascular access devices?
- What strategies should be used for client and staff education to address the care and maintenance of vascular access device?

2.0 DEFINITION

2.1 **Central Venous Access Device:** is a device which provides a way of drawing blood or delivering drugs and nutrients in to the blood stream on a continual basis, it is device whose tip lies with in the lower third of the venecava (superior/inferior) or the right atrium.

2.2 **Hickman Catheter**: It is a narrow long plastic/ Silicon hollow tube which is tunneled under the skin and placed in one of the large vein in the chest just under the collar bone. It is held in place by a textured cuff that lies under the skin.

2.3 **Port-A-Cath**: It is a small medical device that is placed/ installed under the skin, in upper part of the chest. It has a small reservoir that has got a small silicon bubble for needle insertion and connected to a major vein inside the chest with a catheter.

2.4 **Groshong /PICC /Bard Groshong**: It is a long catheter that extends from an arm vein to a large vein near the heart and typically provides central venous access. The closed end of these catheters has a patented three position valves which allows liquids to flow in or out, but remains closed when not in use.

2.5 **Untunneled Catheters (Jugular/ Femoral/ Subclavian):** These are used for short term purpose (1-2 weeks). The tip of the catheter will be resting in a large vein and is left on top of the skin and will be taped securely.

2.6 **PICC open ended:** It is same as PICC catheter with out a valve at the tip.

CLINICAL PRACTICE GUIDELINE

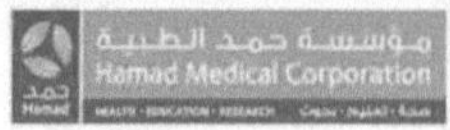

TITLE:	GUIDELINES IN THE CARE AND MANAGEMENT OF CENTRAL VENOUS ACCESS DEVICES (CVAD)	ORIGINAL DATE:
IDENTIFICATION NUMBER:	CG 10000	LAST REVISION DATE:
HOSPITAL(S)		NEXT REVIEW DATE:
		Sheet No. 1of 33

1.0 PURPOSE (AIM):

To provide evidence based guidelines across NCCCR for safe and effective management of Central Venous Access devices (CVADs) and to control Central Line Associated Bloodstream Infection (CLABSI).

These guidelines are aimed at staff involved in the ongoing care and management various forms of CVADs on patients within NCCCR. This guideline will address care of medium to long term central vascular access devices (CVAD's). Peripheral cannulas are excluded.

2.0 DEFINITIONS:

2.1 **CVAD:** Refers to an intravenous catheter whose tip lies in a large central vein. There are various different types of CVADs but common to all is the idea that the tip of the catheter floats freely within the bloodstream in a large vein and parallel to the vein wall.

2.2 **Non- Tunnelled CVADs (central lines/neck lines/CVP Line):** These are the most commonly found in acute-care settings; they are not suitable for long term use (nominally greater than 28 days). The catheter is usually inserted via the subclavian, internal jugular or femoral veins with the tip positioned in the right atrium, the superior vena cava or inferior vena cava.

2.3 **Peripherally Inserted Central Catheters (PICC):** Are intended for mid to long term use in patients requiring multiple infusions of fluids, blood products and drugs. It is a fine bore CVAD inserted in a peripheral vein- usually the basilic or brachial vein and threaded upwards towards the heart.

2.4 **Totally Implantable vascular Access devices (TIVADs or Ports/ port-a-caths:** The implantable Port is similar to a tunneled line but instead of protruding from the patient's chest, the catheter terminates in a self-sealing injection port which is implanted under the skin.

2.5 **CVAD used for Blood Processing often called Permacaths/Vascaths:** It is used for blood processing like Red cell exchange plasma or dialysis. It has large lumens compared

Apêndice F. Lista de verificação do conjunto de cuidados para a inserção de CVAD

Hamad Medical Corporation

CENTRAL VENOUS CATHETER

INSERTION BUNDLE ADULT AND PEDIATRIC

PATIENT ID LABEL

Inserting Practitioner to Complete

Date: Time : (24hr clock) Indication...

Location: MICU SICU TICU ED OR PICU NICU HDU Other..................................

Planned Procedure ☐ Hospital: HGH ☐ Al Khor ☐ Al Wakra ☐ Cuban ☐

Emergency Procedure ☐ Woman's ☐ NCCR ☐ Heart ☐ Rumailah ☐

I confirm that I have completed an approved CVC education package and that I have been granted CVC insertion privileges.	Yes ☐ *(tick this box or the box Below)*
I am being supervised by a privileges granting practitioner (*compulsory if box above not ticked*).	Yes ☐
Consent signed?	Yes ☐

The Procedure (TO BE COMPLETED BY NURSE/OBSERVER)

1. The operator (and supervisor, if present) performed a surgical hand scrub	Yes ☐ No ☐
2. The operator (and nurse observer/supervisor if within 3ft of sterile field) wore cap, mask, visor/goggles, sterile gown, sterile gloves and full body sterile drapes were placed over patient to create a sterile operating field	Yes ☐ No ☐
3. Chlorhexidine 2% in 70% alcohol was applied to the insertion site and allowed to dry before the procedure was progressed	Yes ☐ No ☐
• Newborns < 28 weeks gestation and newborns < than 2 week old < than 1.5 kg, use Chlorhexidine 2 %(Aqueous Chlorhexidine). **Do not use solutions containing alcohol.**	Yes ☐ Premature/newborn infant? Weight of Infant......................
Number of needle passes: 1 ☐ 2 ☐ 3 ☐ >4 ☐ *(Seek the help of another qualified practitioner if more than 3 unsuccessful insertions)*	Number of lumens: 1 2 3 4 5 Catheter lot. no. (*sticker here*)

4. Type of Catheter		**Insertion Site**		**Side Inserted**	
CVC ☐	UVC ☐	Subclavian	☐	Right	☐
Vascath ☐	UAC ☐	IJV	☐	Left	☐
PICC ☐		Femoral	☐		
Other.................		Other		Other	

Antimicrobial ☐ Catheter Length 8cm ☐ 16cm ☐ 20cm ☐ 30cm ☐

Avoid femoral site. If used, state rationale for choice...

A sterile field was maintained throughout the procedure	Yes ☐	No ☐
Ultrasound guidance used *(recommended)*	Yes ☐	No ☐
A sterile, semi permeable, transparent CHG dressing was used to cover insertion site	Yes ☐	No ☐
Sharps were disposed of safely by the operator at the point of care	Yes ☐	No ☐

Name of Operator/Stamp	Name of Nurse/Observer	Name of Supervising Practitioner (*if applicable*)

Apêndice G. Lista de verificação do conjunto de cuidados de manutenção do CVAD

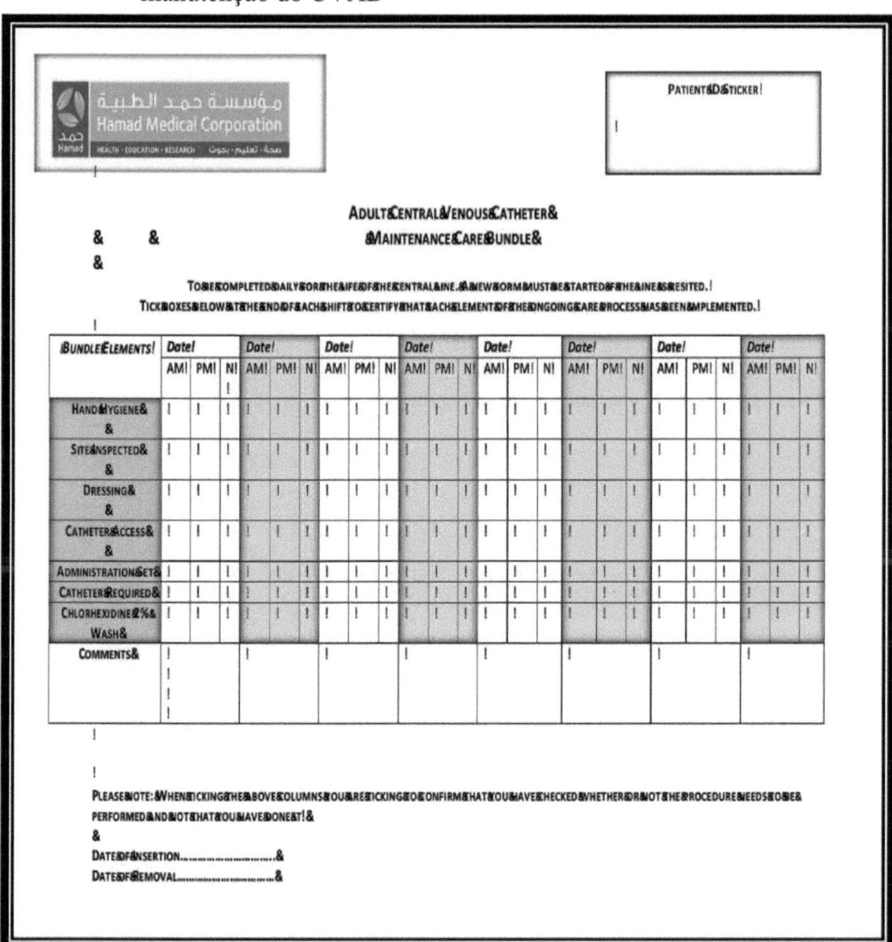

PATIENT ID STICKER

ADULT CENTRAL VENOUS CATHETER

MAINTENANCE CARE BUNDLE

TO BE COMPLETED DAILY FOR THE LIFE OF THE CENTRAL LINE. A NEW FORM MUST BE STARTED IF THE LINE IS RESITED.

TICK BOXES BELOW AT THE END OF EACH SHIFT TO CERTIFY THAT EACH ELEMENT OF THE ONGOING CARE PROCESS HAS BEEN IMPLEMENTED.

BUNDLE ELEMENTS	Date			Date			Date			Date			Date			Date			Date			Date		
	AM	PM	N	AM	PM	N	AM	PM	N	AM	PM	N	AM	PM	N	AM	PM	N	AM	PM	N	AM	PM	N
HAND HYGIENE																								
SITE INSPECTED																								
DRESSING																								
CATHETER ACCESS																								
ADMINISTRATION SET																								
CATHETER REQUIRED																								
CHLORHEXIDINE 2% WASH																								
COMMENTS																								

PLEASE NOTE: WHEN TICKING THE ABOVE COLUMNS YOU ARE TICKING TO CONFIRM THAT YOU HAVE CHECKED WHETHER OR NOT THE PROCEDURE NEEDS TO BE PERFORMED AND NOT THAT YOU HAVE DONE IT!

DATE OF INSERTION..............................

DATE OF REMOVAL..............................

Apêndice H. Lista de verificação do conjunto de cuidados de manutenção do CVAD

High Impact Intervention

Adult Central Venous Catheter Maintenance Bundle

Bloodstream infections associated with central venous catheter insertion and maintenance are a major cause of morbidity. The risk of infection reduces when all elements within the Maintenance Bundle are performed every time and for every patient.

The risk of infection increases when one or more elements of the Maintenance Bundle are not performed.

<u>Elements of the Care Process</u>

Ongoing Care Actions

1. **Hand Hygiene**
   - Hands are decontaminated immediately before and after each episode of patient contact using the correct hand hygiene technique (Use of the World Health Organizations '5 Moments of Hand Hygiene Program is recommended)

2. **Site Inspection**
   - Site is inspected daily for signs of infection and is recorded in the patient's record.

3. **Dressing**
   - An intact, dry, adherent transparent, 2% chlorhexidine gluconate impregnated dressing is present.
   - Insertion site should be cleaned using a 2% chlorhexidine gluconate in 70% isopropyl alcohol swab sticks prior to any dressing change.

4. **Catheter Access**
   - Aseptic non touch technique is to be used for all access to the line.
   - Ports or hubs are cleaned with 2% chlorhexidine gluconate in 70% isopropyl alcohol swab prior to catheter access.
   - Flush line in accordance with local protocol.

5. **Administration Set Replacement**
   - Set is replaced immediately after administration of blood/blood products.
   - Set is replaced after 24 hours following total parenteral nutrition (and any other lipid based infusion).
   - Set is replaced within 96 hours of continuous infusion for all other fluid sets (unless otherwise indicated, and should be discarded immediately following infusion, if not continuous)
   - All administration sets to be labeled with date and start time.

6. **Catheter Required?**
   - Catheter is removed if no longer required or decision not to remove is recorded on a daily basis.
   - Details of removal are documented in the records (including, date, location, and signature and name of person undertaking removal).

7. **Chlorhexidine Wash**
   - Wash patient daily with 2% chlorhexidine wash cloths as per unit protocol.

Apêndice I. Diagrama de fluxo (Processo de manutenção permanente do CVAD)

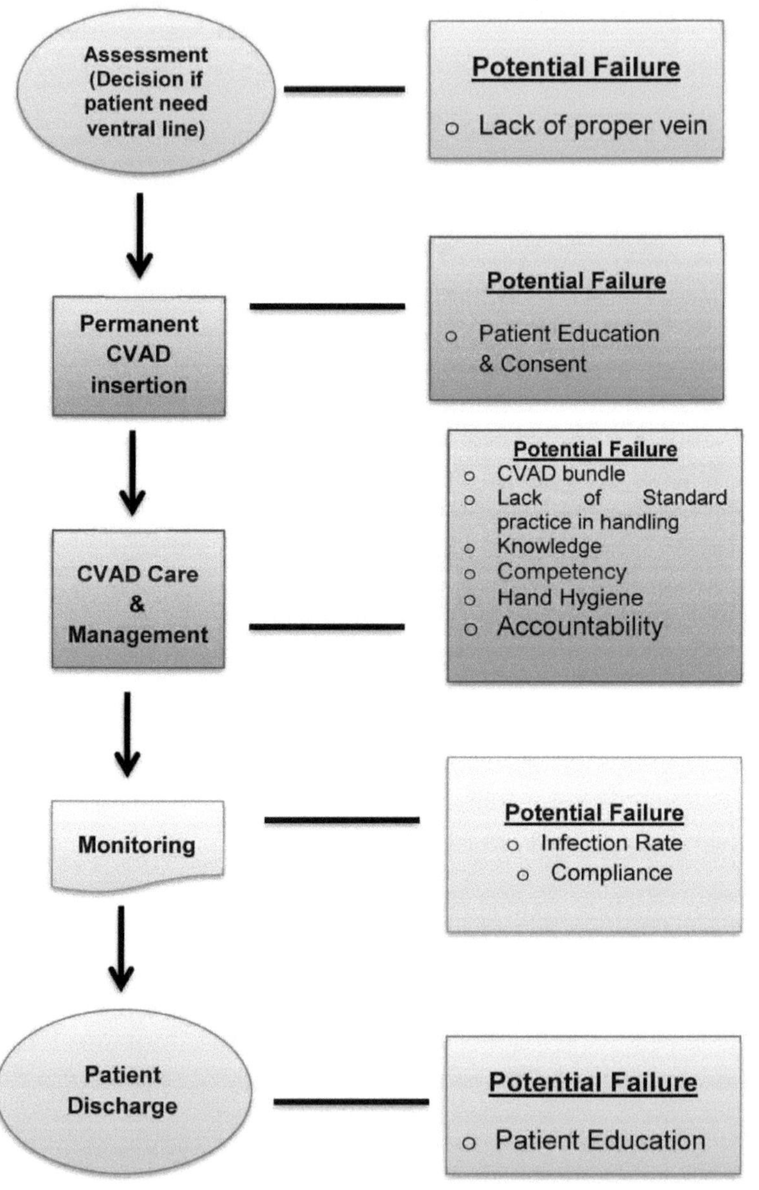

Apêndice J. Mapa do processo CLABSI

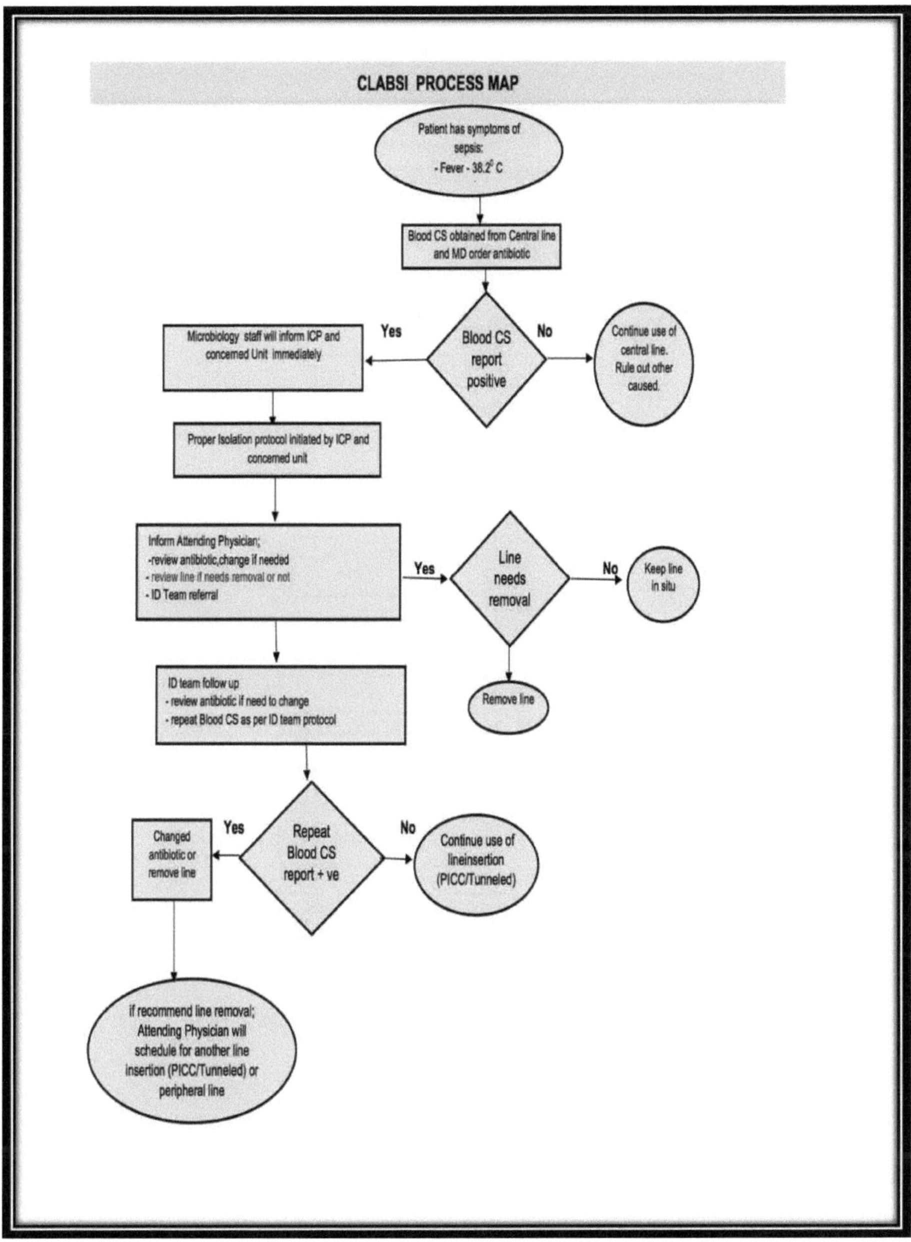

Apêndice K. Mapa do processo de inserção de linha central

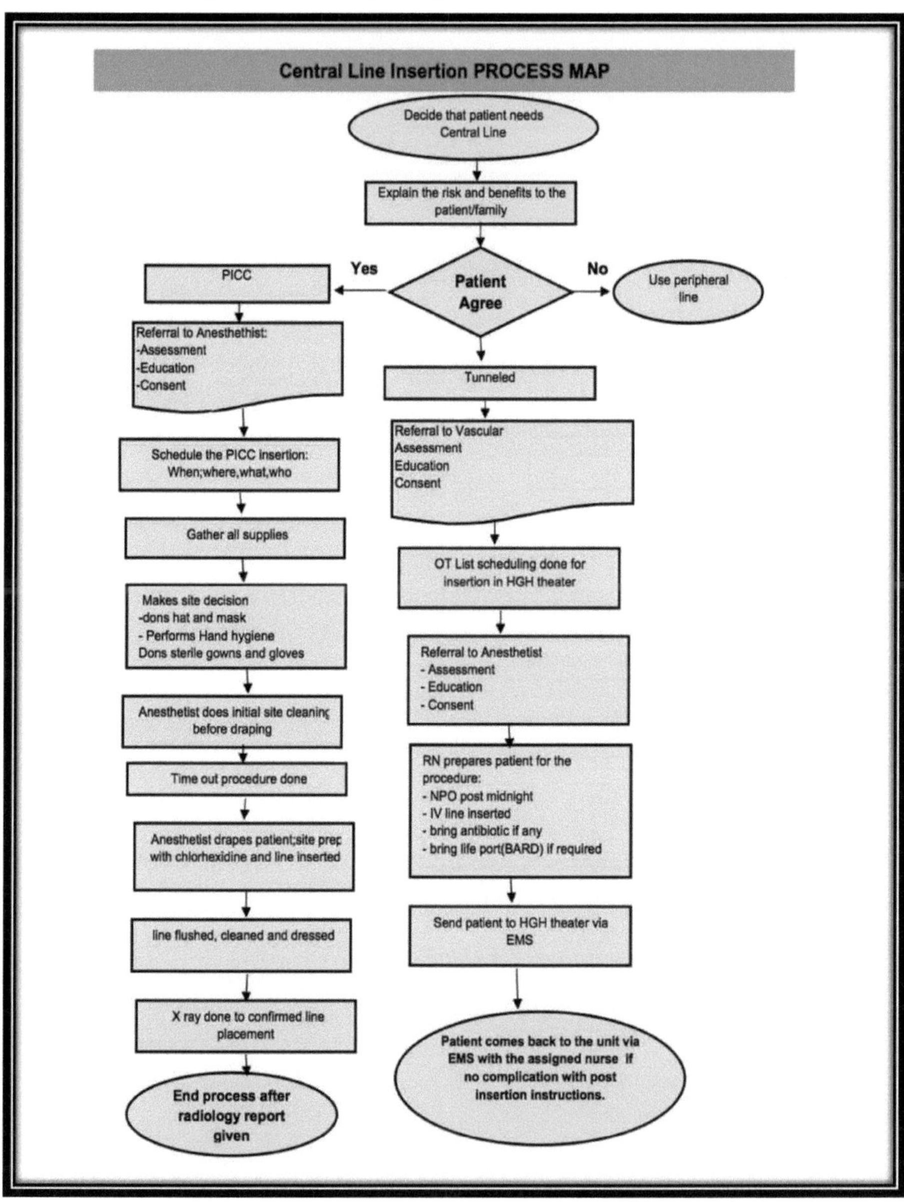

Apêndice L. PDSA's realizados

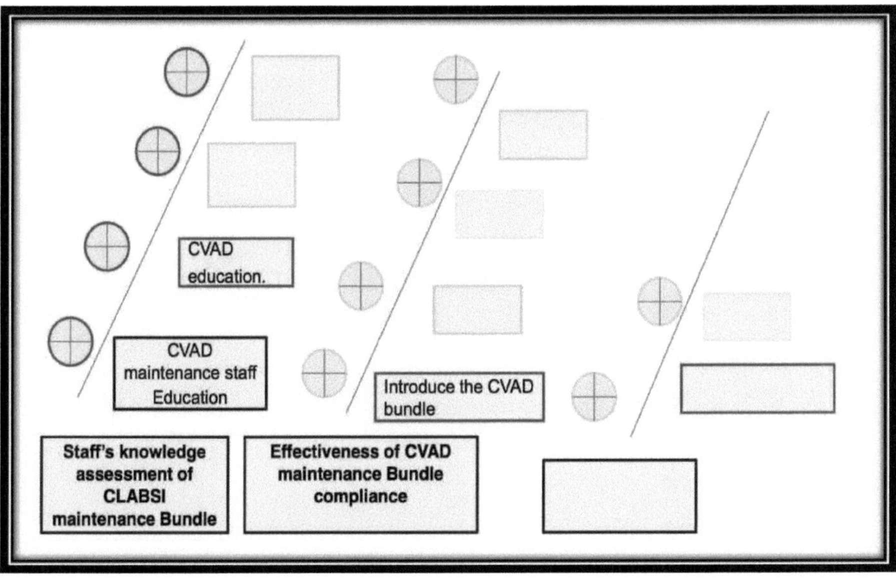

Apêndice M. Ciclo PDSA (Redução de CLABSI no Centro Oncológico)

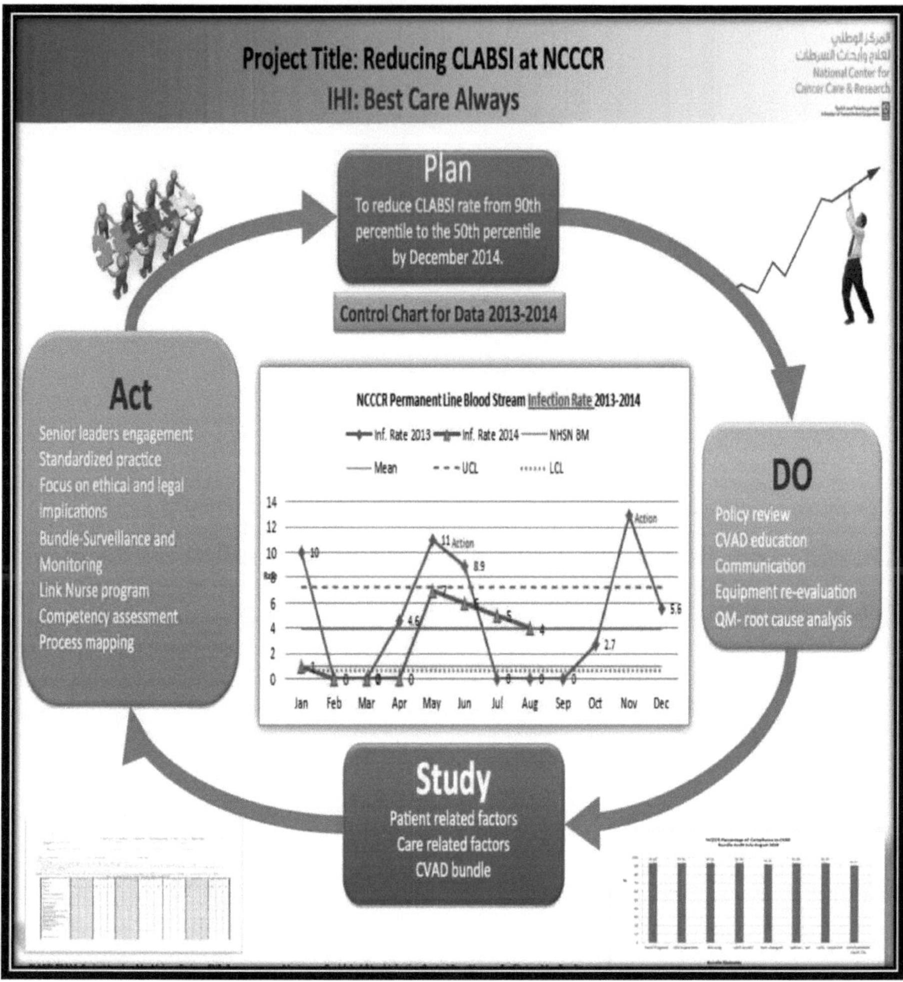

Apêndice N. Inquérito sobre a taxa de satisfação do pessoal de conformidade da CVAD

CVAD COMPLIANCE STAFF SATISFACTION RATE SURVEY

Please tick your response within the box. Eg.

Poor	Fair ✓	Average	Good	Excellent

Please rate your response to each of these questions in relation to your experience ***BEFORE*** *the educational intervention*

		BEFORE EDUCATIONAL INTERVENTION				
1.	How do you rate your Knowledge related to CVAD?	Poor	Fair	Average	Good	Excellent
2.	What is your Attitude towards implementation of CVAD bundle?	Very happy	Somewhat happy	neutral	Not very happy	Not at all happy
3.	How likely are you to adher to the CVAD guidelines?	To a Great Extent	Somewhat	Very Little	Not at All	
4.	Do you feel that the implementation of CVAD bundle, will improve the quality of life of the patient in relation to CLABSI?	Strongly Agree	Agree	neutral	Disagree	Strongly Disagree
5.	Do you think that it is important to improve CVAD compliance?	Very Important	Important	Neither Important or Unimportant	Unimportant	Very Unimportant
6.	How frequently will you use the CVAD bundle?	Always	Very Often	Sometimes	Rarely	Never
7.	To what extent do you agree that it is necessary to implement the CVAD bundle?	Strongly Agree	Agree	Undecided	Disagree	Strongly Disagree
8.	How do your rate your Practice of CVAD bundle?	Fully Compliant	Somewhat compliant	Does not wish to answer	Very Little compliant	Not at all compliant
9.	How confident are you to use the CVAD bundle?	To a Great Extent	Somewhat	Very Little	Not at All	
10.	How much do you agree that complying with Aseptic technique in CVAD maintenance helps reduce CLABSI?	Strongly Agree	Agree	Undecided	Disagree	Strongly Disagree
11.	How often will you comply with all the Barrier precaution for CVAD Handling?	Always	Very Often	Sometimes	Rarely	Never
12.	How do you rate the necessity of using *Chloraprep preparation for CVAD care?	Very Important	Important	Neither Important or Unimportant	Unimportant	Very Unimportant
13.	Do you consider the frequent aseptic accessings a burden during your hectic schedule?	Strongly Disagree	Disagree	Undecided	Agree	Strongly Agree
14.	Do you feel that a reduction in one occurrence of CLABSI can lead to substantial reduction in financial burden to the Corporate?	To a Great Extent	Somewhat	Very Little	Not at All	
15.	Do you make sure to remind the physician to review the CVAD necessity daily?	Always	Very Often	Sometimes	Rarely	Never
16.	To what extent do you feel that your hand washing practice role helps in considerable reduction of CLABSI?	To a Great Extent	Somewhat	Very Little	Not at All	
17.	How much do you think that your actions contribute to overall safety of the patient?	To a Great Extent	Somewhat	Very Little	Not at All	

* Chloraprep preparation excluded in cases of hypersensitivity reaction

Apêndice O. Dados da taxa de infeção CLABSI para 2013 numa base mensal

Month	Jan	Feb	March	April	May	June	July	Aug.	Sept.	October	Nov.	Dec.	Total
No of Inf.	5	0	0	1	3	2	0	0	0	1	5	2	19
Device days	498	375	256	215	275	224	272	277	273	365	385	352	3767
Inf. Rate	10	0	0	4.6	11	8.9	0	0	0	2.7	13	5.6	5
Pt. days	1407	1560	1541	1073	1743	1456	1652	1663	1727	1635	1524	1567	18548
DUR	0.35	0.24	0.16	0.2	0.15	0.15	0.16	0.16	0.15	0.22	0.25	0.22	0.2

NHSN Benchmarking Data summary 2010-Permanent Central Line Associated Blood stream Infection (CLABSI)

Hematology/Oncology	No. of Location	No. of CLABSI	Permanent Central line Days	Patient days	Pooled mean	10%	25%	50%	75%	90%
	163	400	295		1.4	0	0	1	1.9	3.1
Device Utilization Ratio			295	984	0.3	0.12	0.18	0.28	0.4	0.53

Apêndice P. Dados mensais da taxa de infeção CLABSI para 2014

Month	Jan	Peb	March	April	May	June	July	Aug.	Sept.	October	Novem.	Dec.	Total
No of Inf.	1	0	0	0	2	2	2	1	1	3	3	0	15
Device days	260	279	258	231	288	323	393	247	319	248	301	302	3449
Inf. Rate	3.84	0	0	0	7	6	5	4	3.1	12	10	0	4.34
Pt. days	1653	1494	1598	1583	1661	1617	1625	1651	1530	1841	1823	1882	19958
DUR	0.15	0.18	0.16	0.14	0.17	0.2	0.24	0.15	0.2	0.13	0.16	0.16	0.17

NHSN Benchmarking Data summary 2012-Permanent Central Line Associated Blood stream Infection (CLABSI)

Hematology/Oncology	No. of Location	No. of CLABSI	Permanent Central line Days	Patient days	Pooled mean	10%	25%	50%	75%	90%
	178	402	300		1.3	0	0	0.8	1.7	3
Device Utilization Ratio	178		300	999	0.3	0.1	0.18	0.25	0.39	0.52

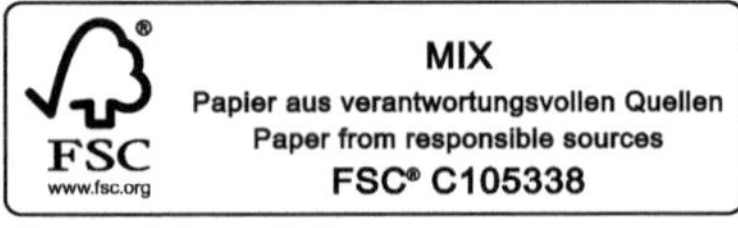

Printed by Books on Demand GmbH, Norderstedt / Germany